전립선을 잡는
파워샘

전립선을 잡는
파워샘

지 은 이 | 김동철
펴 낸 이 | 김원중

편 집 주 간 | 김무정
기   획 | 허석기
편   집 | 손광식
디 자 인 | 옥미향
제   작 | 박준열
관   리 | 허선욱, 정혜진
마 케 팅 | 박혜경

초 판 인 쇄 | 2019년 11월 20일
2 쇄 발 행 | 2022년 12월 14일

출 판 등 록 | 제313-2007-000172(2007.08.29)

펴 낸 곳 | 도서출판 상상나무
               상상바이오(주)
주   소 | 경기도 고양시 덕양구 고양대로 1393 상상빌딩 7층
전   화 | (031) 973-5191
팩   스 | (031) 973-5020
홈 페 이 지 | http://smbooks.com
E - m a i l | ssyc973@hanmail.net

ISBN 979-11-86172-58-2(03510)
값 13,500원

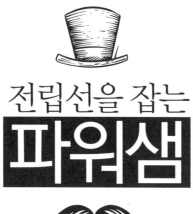

전립선을 잡는
파워샘

김동철 생명공학박사 지음

상상나무

머리말

중년 남자들의 고민 전립선, 희망이 보인다

전립선 질환은 삶의 질을 현저히 떨어뜨린다. 통증과 고통도 심하고, 남성성 상실로 인한 우울증 등 정신과 육체를 함께 망가뜨리는 주범이다. 그런데 전립선 질환은 한번에 치료가 되는 것이 아니다. 신장과 방광 등 주변 장기들의 복합 질병으로 다루어야 치료가 쉬워진다.

전립선은 정액을 만들고 정자에 영양을 공급하는 중요한 장기다. 몸 안에 숨어 있어 그 중요성을 인식하지 못하다가 50대 이후부터 급격하게 상태가 나빠지고 60대에 가면 절반 정도가 전립선 질환을 앓는다. 그러나 속 시원한 대책을 찾기 힘든 게 현실이다.

전립선이 어떤 신체 장기이며 어떤 역할을 하는지 잘 알고 있는 것과 모르는 것의 차이는 아주 크다. 그래서 필자는 오래전부터 전립선에 대한 상세한 건강 정보를 담은 책자를 출간하였고 그동안 연구해 온 경험담을 추가하여 이제 2권을 선보이게 되었다.

최근에는 젊은 남성들도 전립선 질환을 호소하곤 한다. 그 원인은 의

prostate

자에서 생활하는 시간이 길어진 데 있다. 기본 증상은 소변 잔뇨감이 있으며 성기능 장애 및 주변 조직의 부종으로 인한 회음부와 복부의 통증, 고환통, 배뇨통 등이다.

전립선 이상의 원인은 몸의 노화와 과도한 음주, 비위생적인 습관, 무절제한 식생활로 인한 비위 기능 저하, 스트레스 및 신장 기능의 약화 등이다. 신체 기능이 떨어졌을 때 세균에 감염되기 쉬우며 치료와 재발이 반복돼 고통스럽다. 전립선 치료가 어려운 이유는 전립선이 특수(지방) 세포로 구성되어 약물이 잘 통과하지 못하는 구조여서 효과적인 항생제가 제한되어 있고 치료 기간도 길어지기 때문이다.

이 책에서는 전립선이란 어떤 기관인지, 전립선의 주요 증상과 치료의 6단계 및 예방을 위한 생활습관은 무엇인지 등 전립선 질환에 대해 상세히 설명하는 한편 전립선 질환 의약품과 수술 요법 등 최신 정보들을 소개했다.

수백 종의 의약품을 연구, 분석하고 개발한 경험이 있는 필자는 전립선 질환의 증상 완화 뿐만아니라 신장 및 방광의 기능을 증진하는 복합 처방을 통해 전립선 질환을 뿌리부터 해결할 수 있는 제품 개발에 오랜 시간 노력해 왔다.

　　이렇게 만들어진 '추출물'은 자연에서 자생하는 천연의 식물 재료들을 과학적으로 배합해 6시간 이상 추출하고 농축하여 건조한 다음 과립 상태의 분말로 그 형태가 완성된다. 산수유, 숙지황, 백봉령, 산약, 황기, 계피, 오미자 등 수십 종류 원료가 주성분이다.

　　이 책에서도 소개를 했지만 필자가 이 추출물을 만들기까지는 많은 연구와 노력이 있었다. 특히 제10-1716956호(전립선 염증 및 비대증의 완화 및 치료용 생약 혼합 조성물 및 그 제조 방법)를 획득한 것을 비롯하여 남성들이 공통적으로 안고 있는 어려움을 해소해 보겠다는 열정이 무엇보다 필요했으며, 그 결과가 긍정적으로 나타나고 있어 아주 보람이 크다.

　　이 책은 모두 5부로 구성되었다. 전립선에 대한 상세한 이해와 정보

prostate

를 제공하는 것으로 시작해 증상과 치료법, 전립선 비대증과 전립선암을 상세히 다루었다. 치료 사례도 많이 담았다. 마지막은 독자들이 늘 하는 전립선의 공통적인 질문에 응답하는 것으로 마무리했다.

무슨 질병이든 미리 알고 조금만 대처를 잘 한다면 고생을 하지 않을 것이다. 이 책이 모쪼록 전립선으로 고통 받는 환자는 물론 전립선 질환을 미리 알고 예방하려는 남성들에게 큰 도움이 되길 바라마지 않는다.

필자로서 남성들에게 전립선 증상 완화와 예방을 위한 팁을 한 가지 드리자면 따뜻한 물로 좌욕이나 반신욕을 자주 하고 소변을 오래 참지 않으며 차가운 바닥에 앉지 않도록 권하고 싶다. 그리고 증상이 조금이라도 있으면 기다리지 말고 바로 치료를 하길 권한다. 늦으면 늦을수록 손해임을 잊어서는 안 된다.

많은 남성들이 전립선 질환에서 해방돼 건강한 노년을 즐김으로 삶의 기쁨을 되찾길 바라는 마음 간절하다.

2019년 11월 저자 **김 동 철**

목차

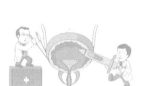

prostate...

Part 1 남성의 샘
전립선을 해부한다

전립선(Prostate)이란 Pro(前) + state(立) + giand(腺), 즉 '앞에 서 있는 분비선'이란 뜻으로 기원전 300년경 '해부학의 아버지'로 불리는 해부학자 헤로필로스가 '고환의 앞에 서 있는 장기'란 의미로 사용해 알려졌다. 전립선은 남자에만 있는 장기로 약 20g의 무게에 크기는 호두알만 하고, 뒤집은 피라미드 모양으로 생긴 부드러운 조직이다. 또한 전립선은 하복부의 앞부분에 서 있는 분비샘이라는 뜻으로, 선(腺) 조직과 이를 둘러싼 섬유근 조직으로 이루어진 기관이다.

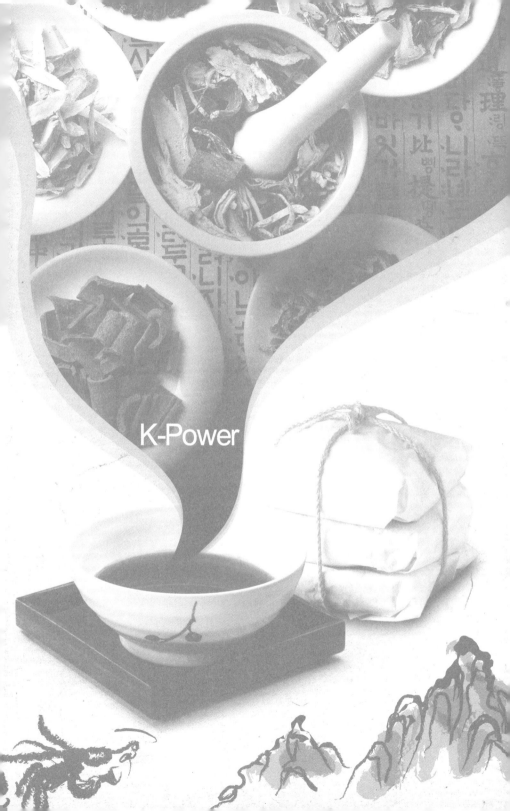

K-Power

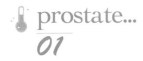

prostate...
01

남성에만 있는 특수 장기, 전립선

남성의 3대 성기관은 음경, 고환, 전립선으로 구분된다. 그중 전립선은 음경이나 고환과는 달리 몸 안에 숨겨져 있기 때문에 그 중요성을 잘 인식하지 못한다. 전립선은 고환, 음경과 함께 남성의 성기능에 결정적인 영향을 미친다. 전립선이 제 기능을 못 하면 성기능도 위축되어 발기 부전 및 조루와 같은 성기능 장애를 갖게 된다.

전립선(Prostate)이란 Pro(前) + state(立) + giand(腺), 즉 '앞에 서 있는 분비선'이란 뜻으로 기원전 300년경 '해부학의 아버지'로 불리는 해부학자 헤로필로스가 '고환의 앞에 서 있는 장기'란 의미로 사용해 알려졌다. 전립선은 남자에만 있는 장기로 약 20g의 무게에 크기는 호두알만 하고, 뒤집은 피라미드 모양으로 생긴 부드러운 조직이다. 또한 전립선은 하복부의 앞부분에 서 있는 분비샘이라는 뜻으로, 선(腺) 조직과 이를 둘러싼 섬유근 조직으로 이루어진 기관이다. 이러한 전립선은 치골의 뒤쪽, 방광의 아래, 직장의 앞쪽에 있으며, 위로는 방광 경부에 고정되어 있고 아래로는 비뇨 생식격막, 앞으로는 치골 전립선 인대로 고정되어 골반강 내 깊숙이 위치하고 있다. 이것은 출생 직후에는 거의 보이지 않을 정도로 작지만 사춘기가 되면서 남성 호르몬의 영향으로 조금씩 커지며, 성인이 되면 15~20g 정도가 된다.

전립선은 전립선 액을 분비하는 30여 개의 분비낭이 소변이 나오는 관인 요도를 감싸고 있고, 항문에서 손가락을 5cm 정도 넣어 직장을 촉진하면 만져진다. 성인 남성이 한 번 사정할 때 2mL 정도의 정액이 나오는데, 그중 약 30% 정도인 0.5mL 정도가 전립선에서 분비되는 전립선 액이다.

전립선은 정액의 30%를 생산하고 정자에 영양을 공급하여 활성을 주며 수정이 잘되도록 도와주고, 요로 감염을 예방해 준다.

전립선 액은 20~30개의 작은 전립선관을 통해 우윳빛 액체를 분비하여 정자와 함께 배출된다. 전립선 액은 알칼리성을 띠며, 여성 나팔관의 강산성인 질 내부를 중화하여 정자가 죽지 않고 안전하게 살아남을 수 있는 환경을 조성하여 정자가 수정을 위해 나팔관까지 도달할 수 있도록 한다.

고환에서 만들어진 정자는 정낭에서 배출되는 정낭액과 함께 전립선 안으로 모여든다. 그러나 이것만으로 정액이 만들어지는 것은 아니다. 전립선 내에는 '정구'라는 공간이 있는데, 여기에서 전립선이 분비하는 전립

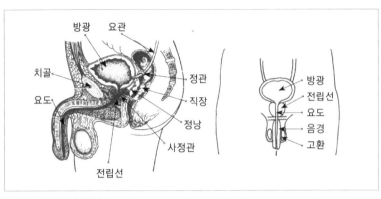

그림 1. 전립선의 위치

선 액과 합쳐져야 비로소 정액이 완성된다. 정액의 70%는 정낭 액이고, 20%는 전립선 액이다. 전립선 액은 정자를 신속하고 안전하게 자궁까지 운반하는 역할을 하며, 만약 전립선 액이 없다면 정자들은 요도를 무사히 빠져나갈 수 없을 것이다.

전립선 액의 주요 기능은 정자의 이동을 원활하게 하고 요도를 소독하며 세척하고 정자가 소변이나 각종 세균 등에 오염되지 않고 무사히 자궁에 도착할 수 있도록 도와주는 것이다. 또한 성교 중에 정액을 강력하고 신속하게 뿜어주는 역할도 한다. 따라서 전립선이 피곤하거나 노화하거나 질병 등으로 탄력을 잃거나 건강하지 못하면 성교 중 사정 조절 능력에 문제가 생긴다. 타이밍을 조절하지 못해 조기에 사정하는 조루, 제대로 사정하지 못하고 스스로 흘려버리는 유정, 아예 사정이 안 되는 지루가 발생할 수 있다.

건강한 전립선은 건강한 남성 능력을 유지하기 위한 절대적인 조건이라 할 수 있다. 시들어 가는 남성의 기능을 나이 탓으로만 돌리지 말고 건강하고 아름다운 황혼을 즐길 수 있도록 힘쓰는 것이 좋다.

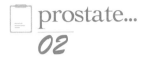
prostate...
02

남자의 자신감일까, 애물단지일까?

남성에만 존재하는 전립선은 아직도 많은 비밀을 안고 있는 기관이다. 전립선은 정액을 만드는 중요한 역할도 하지만, 청년기부터 노년기까지 제대로 관리하지 않으면 끊이지 않고 골치 아픈 질환을 일으키는 주범이 되기도 한다.

아랫배나 음경, 요도, 고환, 회음부, 항문 등에 불편을 느껴 병원을 찾았는데 정작 그 기관에는 아무런 이상이 없는 경우가 있다. 이러한 불쾌한 통증을 유발하는 주원인은 전립선의 염증 때문이거나 전립선 통증일 경우가 많다.

배뇨 조절과 사정, 발기의 사령탑 역할을 하는 전립선 가운데에는 구멍이 뚫려 있어 이 길로 소변과 정액이 지나가게 되어 있다. 전립선은 그

위치상 비대해지거나 염증이 생기는 등 이상이 생기면 자연히 배뇨에도 이상이 나타나고 직간접적으로 성기능 장애를 일으키기도 한다. 전립선이 제대로 기능할 때는 남자의 자신감이 되지만, 거기에 문제가 생기면 남자의 애물단지가 되어버리는 것이다.

대표적인 전립선 질환으로는 전립선염, 전립선 비대증, 전립선암이 있으며, 여기에 속하지 않으면서 전립선에 통증이 느껴지는 증상이 있을 수도 있다. 이 밖에 신장, 방광, 요도 등 소변 배출 계통에 이물질이 끼어 생기는 결석 증상이 전립선에도 생길 수 있다.

전립선은 위치상 소변 줄기에도 영향을 미칠 수밖에 없다. 흔히 정력의 세기를 오줌발의 세기에 비유하는데, 이는 옛사람들도 경험을 통해 성기능과 관련된 전립선과 소변의 상관관계를 알고 있었다는 얘기다.

나이가 들면서 소변이 시원하게 나오지 않는다고 호소하는 사람들이 많다. 소변이 마려워 변기 앞에 섰는데 제대로 나오지 않아 젊은 사람 서너 명이 다녀갈 동안에도 쩔쩔매고 있는 경우도 있다. 시원하게 소변이 나오지 않는 것은 물론이고, 방광에 남은 소변이 뒤늦게 찔끔거리면서 흘러나와 속옷을 적시는 민망스러운 일도 벌어진다. 이것은 나이 탓이라기보다는 소변을 열고 잠그는 중간 밸브인 전립선에 문제가 생겼기 때문이다. 전립선은 방광에서 외부로 연결되는 외요도의 안쪽 끝을 담당하는 소변 검문소 역할을 한다. 소변의 배출은 괄약근에 의해 조절되지만, 결정적으로 그 배출구를 통제하는 것은 전립선이다.

전립선은 배출구를 탄력적으로 장악하여 평상시에는 소변이 새어 나가지 못하도록 막고 있다가, 일정량의 소변이 고여 두뇌로부터 준비 완료

사인을 받으면 소변이 배출되도록 출구를 열어준다. 전립선이 이러한 기능을 제대로 하지 못할 때 소변이 힘없이 흘러나오거나 오줌소태, 빈뇨, 노인성 야뇨, 요폐(소변이 나오지 않는 현상) 등의 증상이 나타나게 되는 것이다.

전립선은 인체에서 궂은일을 도맡아 하며 잠시도 쉬지 않고 일을 해야 하는 기관이다. 하루 6~8회에 걸쳐 대략 1,500~2,000mL의 소변을 배출하고, 방광이 새는 것을 막기 위하여 24시간 보초를 서야 하는 것이다. 게다가 남자가 성인이 되어 성생활을 시작하면 주기적으로 정액을 조제하고 방사하는 일까지 해야 한다.

힘들고 궂은일을 묵묵히 해치우며 여성의 자궁만큼이나 중요한 일을 담당하고 있는 전립선을 건강하게 관리하는 것이 중요하다. 이쯤에서 배뇨 장애를 일으키는 다른 질환들을 좀 살펴보자.

먼저 요도 협착증이 있다.

전립선 비대증을 제외하고 소변 막힘 증상을 일으킬 가능성이 가장 큰 병은 요도 협착증이다. 요도 협착증은 전립선 바로 아래에서부터 남자의 성기에 이르는 요도 전체까지 어디에서든 발생할 수 있으며, 요도의 염증이 반복되거나 요도를 다쳐 염증 부위에 굳은살이 자라고 흉터로 요도 안이 좁아지는 것이므로 자연히 소변보기가 힘들어지게 되며 전립선 수술 후에도 나타날 수 있다.

요도 협착증은 대부분 통증이나 두드러진 증상이 없는 것이 특징으로 다른 질환으로 진행된 뒤 원인을 찾는 과정에서 발견되는 예가 많다.

이 증상은 소변이 두 줄기로 나가는 것으로 시작되며, 요도가 좁아졌다는 신호로 소변 줄기가 점차 가늘어지고 힘이 없어진다. 심하면 아랫배에 힘을 줘야만 겨우 방울방울 떨어지고, 갑자기 한 방울도 안 나오는 경우도 있다. 또 만성 요도염이나 급성 방광염 증상이 나타나는 경우도 있다. 이런 증상이 오래가면 요도가 막혀 방광염, 방광 결석, 전립선염 등의 합병증이 생기게 되고 더욱 심해지면 콩팥까지 나빠져 요독증으로 사망하는 경우도 생긴다.

요도 협착증의 여부를 알아보려면 먼저 요도염을 자주 앓았거나 요도를 다친 경험이 있는지를 확인한다. 또한 소변이 갈라지거나 소변 뒤끝이 안 좋아 바지를 적시게 되는 일이 잦아지면 일단 의심해 보아야 한다. 우선 소변 줄기를 검사하는 요속 검사(컴퓨터로 초당 배뇨량을 측정하는 것)를 한다. 또한 금속 사운드를 요도에 통과시켜 중간에 걸리는 부분이 있으면 그곳이 좁아진 부위이므로, 금속 사운드의 크기로 협착 정도를 알아본다. 그 외 역행성 요도 조영술, 배뇨 중 방광 요도 조영술, 내시경 검사 등으로 협착의 위치와 정도를 판단한다.

요도 협착을 치료하려면 좁아진 요도를 늘리는 시술을 하면 된다. 반복적인 요도 확장술과 내시경 요도 절개술을 많이 이용하는데, 재발하는 경우가 있어 최근에는 레이저를 이용한 요도 절개술을 많이 하고 있다. 입원하지 않고 전신 마취 없이 외래로 통원 수술이 가능하고 출혈이 없으며 회복이 빠르고 재발률이 적은 것이 장점이다. 1회 1시간 시술로 치료가 가능하다. 요도 협착이 전립선염으로 발전한 경우 일단 극초단파 전립선 시술로 염증 세포를 없앤 뒤 요도를 확장하는 시술을 하게 된다.

요도 협착증은 그 자체로는 심각한 질환이 아니지만 자각 증상이 거의 없어서 방광이나 신장 질환으로 발전하는 경우가 많고, 그런 경우 치료가 힘들어지므로 초기 증상이 있을 때 반드시 치료해야 한다. 협착은 어느 연령에서나 발생할 수 있기 때문에 젊은 사람에게 전립선 증상이 나타났다면 요도 협착이 원인일 가능성이 높다.

다음은 방광 결석이 있다.

방광 내에 생긴 결석으로 인해 막힘 증상이 갑자기 발생하여 요폐로 발전하거나 간헐적으로 심한 증상들이 나타날 수 있다. 결석이 양성 전립선 비대증으로 인해 발병하는 사례도 있다. 아주 드물게 방광의 종양이 전립선까지 퍼져서 나타나기도 하지만 이때는 출혈을 동반하는 것이 보통이다.

혈뇨가 나타날 경우도 살펴보자.

소변에 피가 섞여 나오는 혈뇨가 있다고 해서 꼭 전립선 질환에 의한 것은 아니다. 혈뇨는 신체에 이상이 있음을 나타내는 적신호다.

혈뇨는 임상적으로 다양하다. 눈으로 보이는 육안적 혈뇨는 배뇨하는 동안 처음부터 끝까지 소변 색이 붉은 전혈뇨, 배뇨 초기에는 붉다가 나중에 맑아지는 초기 혈뇨, 처음에는 맑았다가 나중에 붉어지는 종말 혈뇨로 나뉜다. 혈뇨가 비치는 시기는 출혈이 일어나는 장기가 어디인지를 가늠하는 데 중요한 지표가 된다. 혈뇨의 색깔도 원인 질환을 추정하는 데 도움이 된다. 선홍색은 방광이나 요도 같은 하부 요로의 출혈, 커피색과 같은 암갈색은 신장이나 요관 같은 상부 요로의 출혈일 경우가 많다.

증상을 통해 원인 질환을 가늠할 수도 있다. 옆구리나 하복부에 격렬한 통증이 있다면 신장 결석이나 요관 결석을 의심할 수 있고, 여기에 고열까지 동반하면 급성 사구체 신염 등 신장에 급성 염증성 질환이 생긴 경우로 판단할 수 있다. 또 소변을 자주 보거나 보아도 시원치 않거나 소변이 마려울 때 참기가 힘들고 소변을 볼 때 찌릿찌릿하면 급성 방광염을 의심할 수 있다. 이때 배뇨 장애가 심해 항생제를 아무리 먹어도 낫지 않으면 신장이나 방광에 결핵균이 침범했을 우려가 크다.

40대 이후에 비치는 혈뇨는 전립선을 비롯해 건강에 이상이 생겼다는 신호이므로 신경을 써야 한다. 피로 때문인 것으로 대충 넘기거나 한두 번 혈뇨가 비쳤다가 사라진다고 해서 안심했다가는 훗날 방광암이나 전립선 암 등 돌이킬 수 없는 치명적인 형태로 나타날 수 있으므로 더욱 주의를 기울여야 한다.

또 빈뇨를 일으키는 병이 있다. 빈뇨를 일으키는 병으로는 전립선염, 요도염, 방광 결핵, 방광염 등의 염증이 있으며 방광 종양도 주원인이 된다. 물론 빈뇨는 정신적 긴장이나 스트레스에 의해 발생할 수도 있으나 이런 일은 야간에는 거의 일어나지 않기 때문에 쉽게 구분할 수 있다.

전립선염! 예방과 치료가 중요하다

　요도 속 깊은 최후방에 위치한 전립선은 직장, 정확하게는 항문 안쪽과 피부 한 겹을 사이에 두고 맞닿아 있다. 이러한 위치는 치료할 때도 몇 가지 유리한 방법을 제공한다. 전립선 비대증이나 전립선염으로 고통 받는 이들에게 병원 치료와 함께 병행하도록 추천하는 방법 중 하나가 좌욕과 온열 치료이다. 전립선 온열 치료법이 국내에 소개된 1991년 후로 이 치료법은 전립선 비대증의 치료에는 물론이고 전립선염에도 효과가 좋다는 입소문을 타고 전립선 질환으로 고통 받고 있는 이들에게 희망을 주고 있다.

　전립선 온열 치료법이란 전립선을 정상 체온 이상으로 데워서 증상을 개선하는 방법이다. 회음부에 불쾌감이나 통증이 있을 때 뜨거운 물

(42~43℃ 정도)에서 좌욕을 하는 것도 온열 치료법에 해당된다. 뜨거운 물에 좌욕을 하게 되면 혈관이 확장되고 혈류가 원활해져서 신진대사가 활발해지는 효과를 볼 수 있다. 그래서 전립선염이나 전립선 비대증의 예방과 치료에 좌욕이 권장되는 것이다.

■ 좌욕

가장 흔히 사용되는 방법은 항문 쪽을 온수나 온열을 이용해 따뜻하게 하는 것이다. 체온과 비슷한 섭씨 35~40도 안팎의 따뜻한 물에 몸을 배꼽까지 담그고 하루 10~20분 정도씩 좌욕을 하면 통증 완화와 이완에 도움이 된다.

■ 온열 찜질

따뜻한 찜질로 회음부 근육을 풀어주는 것은 통증을 줄이는 좋은 방법이다. 따뜻한 찜질 팩이나 방석 크기의 전기 찜질기를 수시로 깔고 앉는다. 아랫배에 통증이 있을 때도 배를 따뜻하게 하면 도움이 된다.

■ 온열 치료

온도 조절이 가능한 마이크로프로세서 탐침을 직장 안으로 삽입하여 전립선의 온도가 섭씨 42~43도가 되도록 하는 치료법이다. 약물의 부작용이나 수치심과 두려움으로 수술을 기피하는 사람에게 좋으며, 수술 후 재발 방지에도 도움이 된다.

■ 진동 효과

성기와 항문 사이(회음부)를 문지르거나 두들겨 마사지하면 전립선 치료에 도움이 된다.

■ 한의학적 치료법

전립선 염증은 한방에서 사용하는 여러 종류의 천연물을 사용하면 많은 도움을 얻을 수 있다. 특히 K-파워 추출물(특허 제10-1716956호)은 자연에서 자생하는 천연의 원료로서 황기, 산수유, 복분자 등을 농축하여 분말로 만들어진 것으로 전립선 염증 치료에 도움을 준다.

배뇨 곤란과 관련하여 남성에게는 전립선이 있고, 여성에게는 요실금이 있다. 여성들에게 있는 요실금도 따뜻하게 하는 방법이 치료에 도움이 된다는 사실을 잘 알아둘 필요가 있다.

요실금은 여자가 나이가 들면서 신체의 기가 약해지면서 발생한다. 동시에 요실금 환자들의 연령이 점점 낮아지고 있는 추세이다. 출산이나 유산 후 몸조리를 제대로 하지 못하거나 스트레스로 인하여 30대에도 요실금에 걸리는 사람들이 늘고 있다. 기침이나 재채기를 할 때, 뛰거나 줄넘기를 할 때, 무거운 물건을 들 때 자신도 모르게 소변이 나온다. 심하면 웃거나 사소하게 움직일 때도 소변을 찔끔거리게 된다.

여성의 몸은 구조적으로도 오줌이 새기 쉽게 되어 있다. 요도가 짧고 자궁 뒤쪽에 질이 있기 때문에 방광의 위치가 기울기 쉽고, 골반 주위의 근육이 나이를 먹을수록 쇠약해져 방광에 오줌을 저장하는 힘도 떨어지기 때문이다. 그러므로 약물 치료와 함께 반드시 저항력을 길러주면서 방광의 기능을 회복시켜야 한다.

요실금이 있는 사람은 항상 아랫배를 따뜻하게 하고 찬 곳에 앉는 것을 피해야 한다. 편안하게 앉은 자세나 누운 자세에서 아랫배와 엉덩이 근육의 힘은 빼고 약 5초 동안 항문에 힘을 줬다가 빼는 운동을 꾸준하게 반복하는 것이 좋다. 또한 발을 넣었을 때 너무 뜨겁다는 느낌이 들지 않는 온도인 섭씨 44도에서 약 30분간 족욕을 하면 좋다. 그 외 근본 치료 방법으로는 한방에서 사용하는 기본 약제로서 신체의 기(氣)를 올리는 황기, 당삼, 복분자, 당귀 등의 혼합 약제를 사용하여 치료하는 방법이 있다.

prostate...
04

전립선염의 증상과 진단은 이렇게!

전립선 이상은 매우 심각한 문제이면서도 자주 발생한다. 우리나라에서도 전립선염이나 전립선 비대증의 발병률이 매우 높아 40대는 40%, 50대는 50%, 60대는 60% 정도이다. 특히 50대 남성을 '전립선 연령'이라고 부르는데, 50대 남성은 정도의 차이가 있을 뿐 누구나 전립선이 비대해지며, 4명 중 1명은 비대증이 뚜렷하기 때문이다.

남성이라면 누구도 안심할 수 없는 것이 전립선 질환이므로 미리미리 체크하고 예방에 힘써야 한다. 전립선에 이상이 있을 때 나타나는 증상들은 다음과 같다.

■ 소변 관련 증상

- 소변을 보는 횟수가 이전보다 뚜렷하게 많아진다.

- 소변을 보는 시간이 길어지고 소변보기가 고통스럽다.

- 소변이 멀리 나가지 못하고 제자리에서 방울방울 떨어진다.

- 소변 줄기가 약하고 힘이 없다.

- 소변을 다 보았는데도 방울방울 계속 흘러나와 옷이 젖는다.

- 밤에 자다가 소변을 보기 위해 자주 깬다.

- 소변을 보려고 해도 한참 기다려야 나온다.

- 허리가 시큰거리고 소변이 붉다.

- 배뇨 후 고환이 당기고 통증이 있다.

- 성교 후 소변에 피가 섞여 나온다.

- 소변이 오렌지색이며, 소변을 볼 때 요도가 아프다.

- 아침 첫 소변을 보기 전인데도 외요도구에 미량의 고름이 나타나거나 우윳빛 물
  방울이 맺혀 있다.

- 요도가 가렵고 화끈화끈하는 불쾌감이 있다.

- 소변을 보고 난 후에도 시원하지 않고 또 마렵다.

- 화장실에 가기도 전에 소변을 흘린다.

■ 성 관련 증상

- 갑작스럽게 조루 증상이 나타난다.

- 성욕이 감퇴하고 발기가 약해지며 사정할 때 아프다.

- 성교할 때 정액이 힘없이 흐른다.

- 성교할 때 사정을 해도 예전과 같은 쾌감이 느껴지지 않는다.

- 음부가 축축하고 땀이 나며 하복부에 통증이 느껴진다.

- 음낭과 음경이 차갑게 수축한다.

- 항문 주변, 회음부, 요도, 고환부, 하복부, 엉덩이뼈 주위, 서혜부 등에 통증이나 불쾌감과 같은 증상이 나타난다.

- 고환이 당기듯 아프고 요통이 따른다.

■ 기타 증상

- 우울, 불안감이나 심한 스트레스가 있을 때 골반 근육이나 회음부 근육이 발작적으로 수축한다.

- 오래 앉아 있을 때 회음부 충만감과 불쾌감이 크다.

- 의욕이 떨어지고 피로감이 심하고 근육통과 관절통이 있다.

- 허리가 아프며 건망증, 시력 감퇴, 불안, 초조 등의 증상이 나타난다.

표 1. 전립선 질환을 위한 가이드

전립선 질환의 증세	전립선염	전립선비대증
발생 연령층	20~45세 ●	50대 이후 ●
소변 줄기가 가늘고 약하다	●	●
소변 시 통증이 있다	●	
소변 후 소변이 한두 방울 떨어진다	●	●
소변을 자주 보고 야간에 소변보는 횟수가 잦다		●
아침에 첫 소변을 보면 우윳빛 농 같은 분비물이 보인다	●	●
과음 후 소변을 오래 참은 후에 소변 보기가 어렵다		●
소변이 탁하고 농이나 혈뇨가 보인다	●	
성욕 감퇴, 조루 증세가 나타난다	●	●
피로, 권태, 조루 증세가 나타난다	●	●
허리에 통증이 있다	●	
회음부 불쾌감이 있다	●	
과음, 과로 후에 요도 분비물이 보인다	●	

전립선을 위해 탄생된 파워샘
K-파워 추출물

필자는 오랜 기간 전립선으로 고통 받는 남성들을 위해 연구를 거듭했다. 필자 역시 60대의 장년에 이르러 비슷한 어려움을 느끼는 세대로, 주변 친구나 동료들에게 하소연을 많이 들어 사명감을 안고 이 분야에 더 집중했던 것 같다. 그래서 오랫동안 임상을 거쳐 처방되어 나온 것이 생약 복합제 파워샘이란 상표를 단 K-파워 추출물이다.

이 추출물을 필자가 자세히 소개하기보다는 이를 복용한 몇 분의 사례를 소개하는 것이 더 좋을 것 같다.

70대 초반의 K 씨는 전립선으로 고생한 지 30년이 넘었다. 밤낮으로 소변을 볼 때마다 회음부 통증 및 뻐근함 등으로 많은 고통을 겪어 왔다고 한다. 몇 해 전 주위 친구들에게 말 못 할 고민을 얘기하다가 친구들에게 파워샘 K-파워 추출물을 소개받아 아침저녁으로 식후에 섭취했다.

그런데 K 씨는 왜 진작 파워샘 K-파워 추출물을 몰랐을까 하는 아쉬움으로 이 제품을 소개한 친구에게 수차례 감사를 표했다. 소변 횟수 감소 및 소변 줄기 파워 증세의 개선 효과는 사용해 보면 바로 느끼는 부분이기 때문이다. 그리고 회음부 불쾌감 및 통증도 이제 없어져서 이를 개발한 필자에게 직접 전화해서 감사를 표하기도 했다.

그는 전화에서 "하루하루 지내면서 파워샘 K-파워 추출물에 대한 고마움을 늘 느낀다"라며, "주위에 널리 소개해 다른 분들도 자신이 느꼈던 고통으로부터 해방될 수 있게끔 하겠다"라고 했다.

60대 초반의 L 씨도 부천에 있는 비뇨기과에서 전립선염이라는 진단을 받고 항생제 섭취와 물리 치료를 겸해서 받아 왔던 분이었다. 처음에는 약간 증상이 개선되는 듯하더니 장기간 섭취하면서 치료는커녕 원래 그 상태로 되돌아갔다고 한다. 고민 끝에 인터넷에서 정보를 얻어 강남에서 유명하다는 비뇨기과까지 가서 진료를 받았다.

이 검사 결과 L 씨는 비세균성 전립선염이라는 진단을 받았다. 그런데 항생제는 투여하는 게 아니라면서 의사가 나름대로 처방해 주어서 그 약을 장기간 섭취했다. 처음에는 약간의 차도를 보였지만 이후에는 더 이상 증상이 개선되지 않았다. 병원을 세 군데나 옮겨 다녔지만 병명은 하나일 터인데 세 명의 의사가 한 가지 병명을 가지고 각각 다른 소견을 내는 것이 화가 날 정도였다.

전립선에 대해 의사를 신뢰할 수가 없던 그는 여러 경로를 통해 정보를 얻다 우연히 파워샘 K-파워 추출물을 알게 되어 복용을 시작했다고 한다. 이에 필자에게 전화를 해 여러 번 문의하면서 상세한 상담과 자신 있는 답변에 신뢰를 느껴 이 제품을 구입하여 복용하게 되었다고 한다.

"파워샘이 제 인생의 전환점이 될 줄은 꿈에도 몰랐습니다. 빈뇨, 잔 뇨감, 회음부 불쾌감, 아랫배 당김 등으로 사회생활을 정상적으로 할 수 없었던 제가 이제는 파워샘 K-파워 추출물을 통해 치료를 받았고 매사 모든 일에 의욕이 생겼고 삶의 질도 달라졌습니다."

L 씨가 기쁨에 찬 목소리로 내게 한 전화 내용이다.

다른 사례도 소개하고자 한다. 20대 후반에 전립선염을 앓아 병원에 서 3개월 정도 치료받은 후 완치라는 말을 듣고 별 탈 없이 생활해 왔다 는 O 씨의 경우다.

그러나 O 씨도 40대 초반이 되어 과로하거나 컨디션이 좋지 않을 때 면 회음부 부위가 당기고 찜찜하고 불쾌했다. 그러나 '별 탈 없겠지' 하고 그때마다 좌욕을 하고 땀을 흘리는 운동을 많이 하면 상태가 호전되어 별 걱정 없이 지내왔다고 한다.

하지만 50대에 들어서자 몸의 전체적 기능(간, 콩팥 등)이 떨어지면 서 약간의 통증과 함께 성기능에 현저한 변화가 왔고, 검사 결과 전립선 에 염증이 심한 것으로 진단받았다. 젊어서 완치된 줄 알았던 전립선염이 노화 현상과 함께 몸의 면역 기능이 떨어지면서 재발한 것이다. 다시 병원 치료를 하고자 하였으나 간과 신장의 상태가 좋지 않아 항생제 치료를 장기간 할 경우 위험할 뿐 아니라 완치도 힘들다고 하여, 좌욕과 전립선 마사지 요법에 의존하여 치료해 왔다.

최근에는 전립선 비대증 때문에 배뇨 시 회음부의 느낌이 좋지 않고 잔뇨감이 느껴지며, 저녁에는 자는 데 지장이 있을 정도로 자주 화장실을 드나들어야 했다.

그런데 현대의학으로는 이 증상에 특별한 치료제가 없고 수술 방법이 있으나 치료율과 수술에 따른 부작용도 우려되어 결정하기 힘들었다.

이런 가운데 만난 것이 바로 파워샘 K-파워 추출물이었다. 정확히 6개월 후부터 소변이 시원하게 나오고 잔뇨감이 없어졌다. 또 야간에 화장실 출입으로 인한 불편이 없어지고 회음부의 느낌이 아주 좋아졌다. 이제는 생활에 큰 불편이 없을 정도라며 누구에게나 이를 추천하고 있다고 했다.

여기서 파워샘 K-파워 추출물의 성분을 좀 소개해 드리고자 한다.

자연에서 자생하는 식물 재료(산수유, 숙지황, 백봉령, 산약, 황기, 계피, 오미자 등)들을 저온 추출하고 농축 건조하여 과립 형태로 만든 것이 파워샘이다. 이 파워 추출물에 대해서는 이후 자세히 또 설명하고자 한다.

prostate...

Part 2 **전립선염**
증상과 원인, 치료법

전립선 질환은 전립선에만 국한되는 것이 아니라 신장, 방광 등 주변 장기들과 관련된 복합적인 질병이므로 어느 특정한 단일 기능성 성분에 비타민이나 아연 등을 부원료로 가미한 제품으로는 치료가 쉽지 않으며, 신장 및 방광 등을 함께 치료할 수 있는 황기, 복분자, 구기자 등이 함유된 천연물 한방 소재를 사용한 복합적인 처방으로 치료가 가능하다.

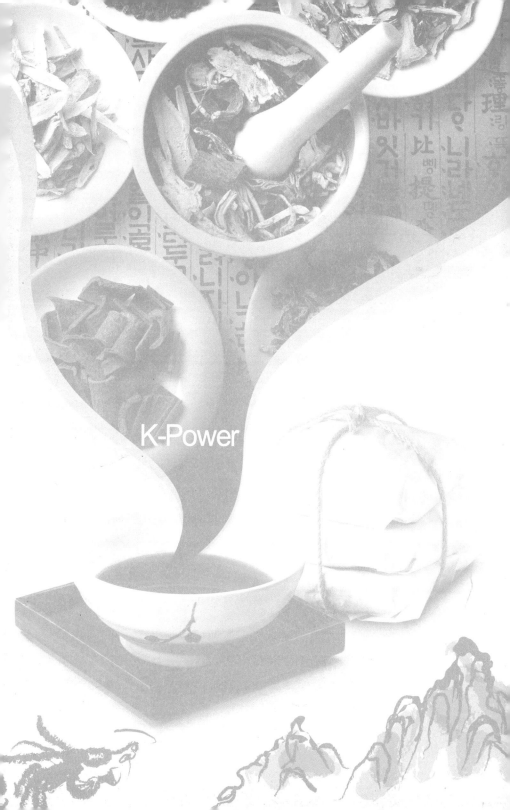
K-Power

prostate...
01

전립선염과 주변 장기들의 복합 질병

전립선염은 전립선 조직에 요도염, 방광염, 편도선염 등이 혈관이나 림프관을 통해 염증을 일으키거나 그 밖의 원인으로 염증이 생기는 질환이다. 전립선 액을 현미경으로 검사하여 백혈구나 임파구의 침윤이 나타나게 되면 전립선염으로 진단하고, 동시에 400배 현미경으로 백혈구가 10개 이상 비정상적으로 관찰되면 전립선염으로 판정한다.

또한 회음부 통증이나 하복통, 고환통이나 빈뇨, 소변 무력증 같은 증상이 나타날 때 전립선염으로 진단하게 된다. 자가 증상의 경우 성병에 걸린 것처럼 소변이 자주 마렵고 요도가 따끔거리고 하복부에 불쾌한 통증이 있다면 전립선염을 의심해 볼 수 있다.

전립선 질환은 일반적으로 50대 이후에나 생기는 병으로 인식되지만,

20~30대 젊은 남성에게도 발병하는 경우가 늘고 있다. 전립선염은 주로 앉아서 일하는 사람에게 많이 발생하는 것으로 알려져 있으며, 특히 운전을 직업으로 하는 사람들이 장시간 앉아 있는 것도 문제지만 소변을 참아야 하는 경우가 종종 있기 때문에 전립선염 증상이 발생하기 쉽다.

이처럼 고환과 회음부의 근육이 압박을 받거나 장기간 긴장 상태에 놓이면서 소변을 참는 경우에 전립선 주위에서 일어나는 혈액 순환 장애가 전립선염의 원인이 된다.

그 밖에도 전립선염은 비위생적인 성관계로 인해 다양한 종류의 균이 요도를 통해 들어와 신장에서부터 염증이 생겨 다시 전립선으로 내려와 염증을 일으키면서 발생하기도 한다. 이때 전립선에 염증이 생기면 전립선이 부풀거나 기능이 저하되어 축 늘어져 요도 구멍을 막는다.

그 외에도 과도한 음주, 식생활의 무절제로 비위 기능이 저하되면 나타난다. 또한 정신적인 스트레스로 간 기능이 저하되고 신체가 허약해져서 신장 기능이 떨어질 때 나타난다. 따라서 전립선염을 예방하기 위해서는 약화된 신장의 기능을 정상으로 유지하는 것이 매우 중요하다. 전립선 질환은 잘 낫지 않으며 재발이 잦은 비뇨기과 영역의 대표적인 난치병이다.

통계에 의하면 미국 남성의 50%는 살아가는 동안 적어도 한 번은 전립선염 증상을 경험하며, 비뇨기과 내원 환자의 25%가 전립선염 환자로 추정되고, 동시에 전립선 증후군의 유병률은 9%에 달할 정도로 흔한 질환이다.

그러나 이처럼 전립선염이 흔한 질병인데도 그것의 진단이나 치료 효과는 만족스럽지 못한 경우가 많아 환자 모두에게 어려움을 주고 있다. 특히 전립선에 문제가 생기면 잘 낫지도 않고 재발도 잦기 때문에 육체적·경제적 손실은 물론이고, 정신적인 고통으로 삶의 질이 현저히 떨어지게 된다.

현재 시중에서 판매하는 전립선 관련 건강 기능성 식품들은 단순히 전립선 질환에 약간의 도움을 줄 뿐, 치료 기능에는 다소 의문이 제기된다. 그 때문에 섭취하는 중에는 완화되는 듯하지만, 섭취를 중단하는 경우, 또는 개선되었다 하더라도 결국에는 재발하게 되므로 제품을 선택할 때는 신중해질 필요가 있다.

전립선 질환은 전립선에만 국한되는 것이 아니라 신장, 방광 등 주변 장기들과 관련된 복합적인 질병이므로 어느 특정한 단일 기능성 성분에 비타민이나 아연 등을 부원료로 가미한 제품으로는 치료에 어려움이 있고 신장 및 방광 등을 함께 치료할 수 있는 황기, 복분자, 구기자 등이 함유된 천연물 한방 소재를 사용한 복합적인 처방으로 치료가 용이하다.

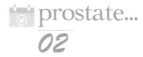

prostate...
02

전립선염의 증상과 원인은?

남성으로서의 정체성과 직결되는 전립선을 차라리 제거해 달라고 할 만큼 환자들에게 크나큰 고통을 안겨주고 있는 전립선염. 전립선염은 도대체 왜 생기는 것일까?

■ 전립선염의 증상

처음에는 소변에서 증상이 나타난다. 가는 소변, 소변 무력, 잔뇨, 자연뇨, 급박뇨, 야간뇨 등이 나타나는데, 방광 아래에 있는 전립선이 염증으로 울혈(혈액이 뭉치는 현상)을 일으켜 방광을 자극하거나 요도의 괄약근이 제 역할을 못 하면서 소변을 자주 보고 시원치 않으며 다 보고 난 후에도 잔뇨감을 느끼게 된다.

통증 및 불쾌감도 생긴다. 전립선 및 주변 조직의 부종으로 회음부와 성기 끝 그리고 하복부의 통증 및 불쾌감, 고환통, 배뇨통 등이 나타난다.

당연히 성기능 장애가 생긴다. 성욕 감퇴, 발기 약화, 사정 전후 통증, 사정액 감소, 조루증 등 주요 성기능 장애 증상이 나타난다. 정관에서 연결된 사정관은 전립선 내를 관통하여 요도로 연결되어 있는데, 사정을 하게 되면 정낭의 정자와 전립선 액이 사정관을 통해 요도로 배출된다. 그러나 전립선에 염증이 있으면 방광을 자극하여 비뇨, 소변 무력, 잔뇨감이 나타나고 사정관을 자극하여 발기력을 약화시켜 성욕 감퇴가 일어나고 사정감이 줄어들게 된다.

심적 장애도 나타난다. 전립선염은 치료가 잘 되지 않고 동시에 재발이 빈번하여 육체적 심적 고통으로 부부 생활에 지장을 주게 된다. 특히 음주나 과로 후에는 증상이 더욱 악화되어 치료에 어려움을 겪을 수 있다.

■ 전립선염의 원인

이제는 전립선염의 원인을 살펴보도록 하자.

<u>1차는 세균 감염이다. 세균이 전립선에 들어와 염증을 일으키는 것으로 크게 네 가지로 설명할 수 있다.</u>

첫째로 요도의 균이 전립선으로 들어가는 경우, 둘째로 방광의 소변이 전립선으로 역류하면서 세균에 감염되는 경우, 셋째로 항문의 세균이 임파선에 침입한 후 임파관을 통해 전립선에 침투하는 경우, 넷째로 신체의

다른 부위의 염증이 혈액을 따라 이동하면서 전립선에 염증을 일으키는 경우이다.

이때 유입되는 균의 종류는 대부분 대장균이나 녹농균이며, 최근에는 종합 효소 연쇄 반응(PCR: Polymerase Chain Reaction) 검사를 통해 클라미디아, 유레아플라스마, 마이코플라스마 등의 균이 발견되는데, 이러한 균들이 실제로 전립선염을 일으키는 원인인지에 대해서는 논란의 여지가 많다.

필자는 2013년 9월 이후, 오랫동안 전립선 연구를 하고 있는 명의를 찾아 중국을 향해 비행기에 올랐다. 도착 즉시 중의학 및 서의학을 전공한 의사들과 토론을 시작했고, 전립선염의 원인과 치료 방법에 관해 여러 가지 결론에 이르렀다.

전립선염의 첫 번째 원인은 공기 중에 있는 여러 종류의 세균에 의한 감염(공기 중의 세균 감염, 병원 내 세균 감염, 오염된 에어컨 바람에 의한 세균 감염, 성교에 의한 감염 및 기타 등)이다.

이 균들이 먼저 신체 내의 신장에 침입하여 염증을 일으키고, 그 염증이 전립선으로 내려와 부풀어져 기능을 약화시켜 축 처져서 오줌 구멍을 막게 된다. 전립선을 치료할 때 전립선 자체에 생긴 염증보다 가장 먼저 신장을 치료하는 것은 바로 이 때문이다. 신장이 약해지면 동시에 성기능이 약해진다. 따라서 전립선에 이상이 생기면 성기능이 떨어지는 것이다.

또한 신장 기능이 나쁘면 허리와 무릎이 쑤시고 아픈데, 전립선 환자의 대부분이 이 증상을 느낀다. 이 역시 신장에 문제가 있음을 암시하는 증거이다. 그럼에도 병원 치료나 기능성 제품들이 전립선 염증 치료에만 집중하다 보니 완치되지 않고, 완화되는 듯하다가도 다시 병이 지속되는 것이다.

전쟁에서 승리하려면 핵심 지휘부를 무력화해야 유리한 고지를 점령하듯이 병도 그 원인 부위를 정확히 공략해서 무력화시켜야 완치할 수 있다. 따라서 전립선은 신장이 우선 공략 대상이고, 이후 비장과 방광, 그리고 전립선에 생긴 염증을 치료하면 완치할 수 있다.

전립선염의 두 번째 원인은 비위생적인 성관계로 인해 여러 종류의 균이 신장에 침입하여 염증을 유발하는 것이다. 그러나 서양 의학에서는 성병이 전립선염의 원인과 무관하다고 판단하고 있으며 대부분의 병원에서도 환자에게 그렇게 설명하고 있다.

그러나 전립선염이 병원에서 잘 치료되지 않는 것을 볼 때 병의 원인 진단이 올바른 것인지 생각해 볼 필요가 있다. 그래서 토론 중에 일부 중의사들은 서의학에서 전립선염의 원인을 성병으로 보지 않고 있으며 그 원인을 발견하지 못하고 있다는 의견을 제시했다. 어느 쪽의 의견이 맞는지는 치료 결과 여부에 따라서 결정될 것이다.

소변의 역류 현상도 원인이 된다. 소변이 전립선으로 역류되는 기전은 여러 가지 원인에 의해 요도 괄약근이 비정상적인 수축을 하기 때문이다. 일례로서 운전수가 장기간 운전을 하면서 소변을 참거나 긴장한 상태에서 복압이 올라가면 요도 괄약근이 비정상적으로 수축하거나 경련을 일으킨다. 이러한 현상이 반복되면 요도 괄약근이 예민해져 정상적인 이완을 하지 못한다. 이로 인해 요도의 압력이 증가하면 소변이 전립선으로 역

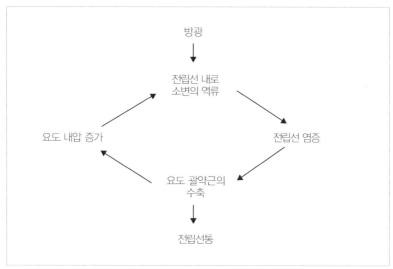

방광

↓

전립선 내로
소변의 역류

요도 내압 증가   전립선 염증

요도 괄약근의
수축

↓

전립선통

그림 2. 소변의 역류로 인한 만성 전립선염의 악순환

류하게 되고, 화학적 염증이 생겨 전립선염 증상이 나타난다. 전립선 내의
염증은 요도나 요도 괄약근을 자극하여 더 심한 경련을 일으키고, 이로
인해 요도의 압력이 더욱 증가하여 소변의 역류가 한층 더 심해지는 악순
환을 일으킨다.

　자가 면역 질환도 원인이다. 전립선염을 우리 몸의 면역 시스템이 이상
을 일으켜 자신의 신체 조직이나 세포를 공격하는 자가 면역 질환으로 보
는 것이다. 전립선염에 걸리면 비정상적인 T 임파구와 종양 괴사 인자 α,
인터류킨-1β 등 면역에 관계되는 물질들이 늘어나기 때문이다.
　여기에 골반 근육의 비정상적인 수축도 전립선염을 일으키는 원인이
다. 골반 근육과 그 부착물의 이상으로 전립선통이 생기는 것이다. 환자

의 대부분이 오래 앉아 있거나 운전한 후 회음부나 생식기의 통증과 배뇨
곤란을 호소한다. 골반 근육이 압박을 받아 계속 수축하면 골반근에 피
로가 누적되는데, 통증이 계속되면 이를 완화하기 위해 비정상적인 골반
근육의 수축이 일어나는 악순환이 계속된다.

전립선 결석의 감염도 문제가 된다. 전립선 결석은 나이가 들면서 그
숫자가 늘어난다. 일부의 경우에는 염증이 생겨 결석을 제거해야 전립선
증상이 없어지는 경우도 있다. 잘 발견되지 않는 전립선 결석이 만성 전립
선염의 원인이 되기도 한다.

전립선 액 분비 기능의 이상도 잘 살펴야 한다. 전립선염이 있는 경우
전립선 액에 변화가 많이 나타난다. 대표적인 것으로 전립선 액이 알칼리
성화되는 것과 전립선 항세균 인자(PAF)와 아연(Zn)의 감소이다. 아연과
전립선 항세균 인자(PAF)는 강력한 항균 작용을 하는데, 이 둘의 감소가
전립선염의 증가와 관련이 있을 것으로 추정된다.

기타 원인으로 감염 및 부종에 의한 전립선 도관의 폐색, 남성 호르몬
과 에스트로겐 호르몬의 불균형 등이 있다. 우울증이나 정신 신체화 현상
같은 정신적인 원인도 일부 생각할 수 있지만, 어느 것이 원인이고 결과인
지 판단하기가 쉽지 않다.

■ 증상에 따른 전립선염의 분류
전립선염은 세균성과 비세균성으로 나눌 수 있다. 세균성 전립선염은
여러 가지 원인에 의해 세균이 전립선으로 들어가서 반복적인 염증이 생기
는 것이다. 비세균성 전립선염은 검사에서 세균이 나오지 않는 염증이다.

세균이 없더라도 전립선염은 계속 반복되는데, 특히 음주 후에 증상이 더 심해진다. 전립선염 클리닉을 방문한 600명의 전립선염 환자 중 세균성 전립선염은 5%, 비세균성 전립선염은 64%, 전립선통은 31%의 분포를 보인다. 젊은 사람에게 많이 나타나는 전립선염은 대부분 비세균성 전립선염이다.

전립선염은 성병이 아니므로 불필요한 죄의식을 가지거나 전염을 두려워할 필요는 없다. 최근 연구 결과에 의하면 스트레스가 전립선염의 원인이 되기도 한다. 피로, 스트레스, 과음, 회음부의 압박이 전립선염의 증상을 악화시키는 것이다. 가능하면 스트레스를 잊고 당당하게 전립선염 치료를 받는 것이 중요하다.

이제까지 알려진 전립선염의 분류는 다음과 같다.

- ■ 흔한 타입
  - ● 급성 세균성 전립선염
  - ● 만성 세균성 전립선염
  - ● 결석 감염에 의한 만성 세균성 전립선염
  - ● 비세균성 전립선염
  - ● 전립선통
- ■ 흔하지 않은 타입
  - ● 임질성 전립선염
  - ● 결핵성 전립선염
  - ● 기생충성 전립선염
  - ● 곰팡이성 전립선염
  - ● 비특이성 육아종성 전립선염

■ 아직 증명되지 않은 타입
- 유레아플라스마에 의한 전립선염
- 마이코플라스마에 의한 전립선염
- 클라미디아에 의한 전립선염
- 바이러스에 의한 전립선염

이처럼 많은 종류의 전립선염이 있으므로, 전립선염을 단순히 성병으로 생각하는 것은 커다란 착각이다.

prostate...
03

다양한 전립선염의 종류

전립선염은 전립선 자체에 염증이 생겨 전립선이 붓고 고름과 피가 나오는 염증으로, 그 증세에 따라 급성, 만성, 세균성, 비세균성 등으로 구분된다. 급성은 주로 세균성 또는 성병으로 시작되는 경우가 대부분이며, 만성은 세균성과 비세균성으로 나뉜다.

세균성 전립선염은 전립선에 대장균, 녹농균, 내장구균 등의 세균이 침입해 일어나며, 방광염이나 신장염, 요도염, 임질 등에 걸렸을 때 완전히 치료하지 않으면 만성 전립선염으로 진행되다가 몸의 컨디션이 나빠지는 경우 급성으로 돌변하는 수도 있다.

방광과 요도 사이에 위치한 전립선은 요도염이 발생했을 때 완치하지 않거나, 지나친 음주, 과도한 성생활, 꽉 조이는 바지, 과로 등의 이유로

세균에 감염되면서 전립선염으로 발전하기도 하고, 지나치게 커지면 전립선 비대증이 일어나기도 한다.

전립선염은 종류도 많고 분류법도 많다. 그래서 1998년 미국 국립보건연구원(NIH)에서는 아래와 같이 전립선염을 새로 분류해서 제시했다.

- I형: 급성 세균성 전립선염
- II형: 만성 세균성 전립선염
- III형: 만성 비세균성 전립선염 ┌ IIIa형: 만성 비세균성 전립선염
  └ IIIb형: 만성 골반통증 증후군 (전립선통)
- IV형: 무증상 전립선염

급성 세균성 전립선염(I형)에는 직장에서 직접 전파되는 직장 내 균이나 림프관을 통한 감염, 요도에서 발생하는 상행성 감염, 요도 카테터와 연관된 감염, 성관계로 인한 전염, 혈행성 감염 등이 있을 수 있다. 이 중에서 요도에서 발생하는 상행성 감염이 가장 많다.

세균의 감염은 급성으로 진행되며 갑작스러운 고열과 오한, 하부 요통, 회음부 통증, 빈뇨, 절박뇨, 야간뇨, 배뇨통 및 배뇨 곤란 등 방광 하부 폐색 증상을 보이고, 근육통, 관절통 증상도 나타난다. 전립선의 직장 촉진에서 매우 심한 압통과 부종, 온열감 등의 소견이 나타나므로 쉽게 진단할 수 있다.

일반적인 대증 요법을 하면서 항생제를 투여하면 비교적 치료가 쉬운 편이다. 일반적인 대증 요법으로는 환자에게 안정을 취하게 하고 해열 진

통제를 투여하거나 충분한 수분을 섭취하게 하고, 대변 완화제 등을 투여하는 방법 등이 있다. 급성 요폐가 발생했을 때는 입원해서 안정을 취하며, 치골 상부 천자로 배뇨시키는 것이 제일 좋은 방법이다.

만성 세균성 전립선염(Ⅱ형)은 재발성 요로 감염의 원인 질환으로 증상이 매우 다양하게 나타나는데, 종종 무증상의 세균뇨 소견을 보이기도 한다. 전립선 액이나 전립선 마사지 후 소변에서 균이 배양되는 경우에 진단되며, 치료는 항생제가 기본이다.

전립선 액을 현미경으로 검사하면 백혈구가 증가한 것을 관찰할 수 있다. 세균을 배양해보면 원인균이 검출되며, 빈뇨, 야간뇨, 하복부 및 회음부 통증, 음경통 등이 나타난다. 정낭에 감염된 경우 정액에 피가 섞여 나올 수 있다.

전립선 결석이 문제가 되기도 한다. 전립선 결석은 노화 현상의 하나로 자연히 생기는 경우가 많고, 별다른 증상이 없어도 종종 관찰되므로 결석 자체가 문제가 되지 않는 것으로 보인다.

그러나 전립선 결석이 있는 환자가 전립선염이 생기면 치료가 잘 되지 않는 경향이 있다. 만성 세균성 전립선염에서 결석과 함께 전립선을 제거하면 이론적으로는 완치를 기대할 수 있다. 그러나 전립선염이 주로 생기는 말초대를 경요도로 절제하는 일은 매우 힘들고, 역행성 사정과 성기능 감퇴 등의 수술 후유증을 고려한다면 이러한 시술은 매우 부정적이다.

항생제 치료와 함께 되도록 술이나 커피 같은 자극적인 음식을 피하고, 온수 좌욕, 주기적인 사정, 규칙적인 전립선 마사지와 함께 배뇨 자극 증상을 개선하기 위해 소염제나 항콜린제를 투여한다.

만성 비세균성 전립선염(Ⅲa형)은 만성 전립선염 환자 중 80~90%가 속하는 것이다. 명확하게 원인균을 찾을 수 없고 배우자에게 전염도 안 되는 것으로 알려져 있다. 증상은 다양하며, 빈뇨, 소변 무력, 잔뇨감, 하복부 및 회음부 통증, 배뇨통, 낭습, 조루나 발기력 약화 등 성기능 장애와 만성 피로감을 호소하기도 한다.

전립선통(Ⅲb형)은 전립선 마사지 후 현미경 검사나 초음파 검사, 배양 검사 등에서 염증을 발견할 수는 없고, 전립선염의 증상 중 일부 또는 모든 증상이 나타날 때 전립선통으로 진단한다.

무증상 전립선염(Ⅳ형)은 전립선 액의 현미경 검사나 조직 검사에서 염증이 발견되지만 자각 증상이 전혀 없는 경우이다. 무증상 전립선염은 대부분 치료할 필요가 없다.

하지만 불임으로 내원한 환자에게 우연히 발견돼 정액에 고름 같은 것이 섞이는 농정액증으로 전립선 검사를 했는데 결과가 정상이라면 정낭의 염증을 의심할 수 있다. 이러한 경우는 정자의 운동성을 높이기 위해 2~3개월 동안 항생제 치료를 한다.

전립선염의 삼중고는 배뇨 곤란,
성기능 장애, 만성 피로

　여성은 콩팥과 방광의 비뇨기계와 임신과 관련된 생식기계가 완전히 분리되어 있지만, 남성은 요도를 통해 소변과 정액이 나오게 되어 있다. 그렇다면 나오는 통로가 같은 이 둘은 왜 섞이지 않는 것일까?

　사정할 때 소변이 나오지 않고 아침에 발기되었을 때 소변이 잘 나오지 않는 것은 전립선 내에 복잡한 신경 분포로 구성된 특별한 장치가 있기 때문이다. 그런데 전립선에 병이 생기면 소변과 관련된 각종 증상과 동통 같은 신경통, 그리고 성기능에 관한 증세가 다양하게 발생하게 된다.

　전립선염 증후군의 증상은 원인에 따라 다양하게 나타나며, 때때로 특이한 증상을 보이기도 한다. 하루 평균 5~6회인 소변보는 횟수가 8~10회 이상으로 늘어나는 빈뇨 증상을 시작으로 소변을 봐도 뒤끝이 시원하지 않은 잔뇨감, 소변을 볼 때 따끔거리는 통증이 나타나는 배뇨통, 가는 소변 줄기 등이 주로 보이는 증상이다. 심할 경우에는 소변에 노란 고름이 섞여 나오는 농뇨 현상과 소변에 피가 섞여 나오는 혈뇨가 나타나기도 한다.

전립선 주변에는 수많은 혈관과 신경이 있기 때문에 전립선에 염증이 생기면 주위를 자극해 심한 통증을 유발한다. 회음부가 뻐근하고 고환에 통증을 느끼며, 방광이 있는 아랫배에도 심한 통증을 느끼게 된다. 이 밖에도 배뇨 곤란과 만성 피로가 나타나며, 위축감, 자신감 약화 등의 정신적 스트레스가 심해진다. 간혹 사정할 때 통증을 느끼거나 정액에 피가 섞이고 부고환염을 동반한다.

전립선염은 평상시 잘 모르고 지내다가 과음, 스트레스, 과로, 과격한 성생활, 차를 오래 타거나 날씨가 나쁠 경우, 마치 비특이적 요도염에 걸린 것 같은 증상으로 모습을 드러내는 때가 많다.

전립선염 질환에는 급성과 만성이 있다. 갑작스럽게 심한 증상이 생긴 경우를 급성 전립선염이라고 하고, 급성기 후나 3개월 이상 심하지 않은 증상이 지속되는 경우를 만성 전립선염이라고 한다. 급성 세균성 전립선염의 경우 갑작스러운 고열, 오한, 심한 회음부 통증, 빈뇨, 배뇨 시의 통증, 소변을 못 보는 요폐 등의 증상을 경험한다. 전립선염, 급성 방광염, 요도염이 있을 때는 소변이 마려울 때 참지 못하는 절박뇨가 나타나기도 한다.

전체 전립선염 환자의 80~90%를 차지하는 만성 전립선염의 경우에는 발열은 없지만 다양한 증상을 동반한다. 때때로 방광염 증상이 나타날 수 있으며, 흔히 고환과 항문 사이의 외음부 통증이나 불쾌감 및 배뇨통, 소변을 자주 보게 되는 빈뇨, 소변을 보고 나서 소변이 남아 있는 느낌이 드는 잔뇨감, 소변 줄기가 약해지는 등의 배뇨 증상이 나타날 수 있다. 이런 증상은 특히 아침에 일어났을 때 심하게 느끼는데, 따뜻한 목욕과 휴식만으로 증상이 사라질 수도 있고, 음주나 과로, 격렬한 운동을 하면 증상이 더욱 심해지기도 한다.

피로감과 함께 근육통, 관절통도 나타난다. 만성 전립선염 환자 10명 중 7명 정도는 이유도 없이 '피곤하다', '기운이 없다', '처진다'는 표현을 달고 살 만큼 피로감과 무기력감, 권태감을 호소하는 예가 많다. 전립선염 환자의 대다수가 무기력증으로 생활의 불편을 겪고 있다는 얘기다. 이 경우 충분한 수면과 휴식 후에도 해소되지 않기 때문에 만성 전립선염 환자들은 '배뇨 곤란, 성기능 장애, 만성 피로'의 삼중고를 겪는 경우가 많다. 그로 인해 만성 전립선염 환자의 60%에서 우울증이 보인다는 보고도 있다.

이 외에 소변에서 균이 검출되지 않았지만 백혈구 증가 증세가 있으면 만성 비세균성 전립선염, 백혈구 증가 증세가 없으면 만성 골반통 증후군이라는 판정을 내리는데, 증상은 만성 세균성 전립선염과 같다.

별다른 통증이나 빈뇨 등 증상이 없는 무증상 전립선염 환자도 있다. 증상은 없는데 전립선 분비액이 있거나 전립선 마사지를 받은 직후 소변 검사에서 염증이 있는 것으로 나타나면 무증상 전립선염으로 판정한다.

급성과 만성의 구분이 중요하다

전립선염은 우선 급성과 만성을 구분하는 것이 중요하다. 급성 세균성 전립선염인 경우에는 증상을 듣고 진단이 가능하다. 만성 전립선염이 의심되면 다음과 같은 검사를 통해 전립선염의 종류를 알 수 있다.

전립선염의 진단 방법에는 먼저 요검사가 있다.

전립선염의 진단에 사용하는 요검사는 통상의 요검사와는 달리 네 가지 검체를 이용한다. ① VB1: 환자의 첫 소변 10mL, ② VB2: 중간뇨 100mL, ③ EPS: 전립선 마사지를 해서 나오는 전립선 분비물, ④ VB3: 전립선 마사지 직후에 받는 소변 10mL.

이 네 가지 검체를 대상으로 각각 현미경 검사와 세균 배양 검사를 하는데, VB1에 세균이 있으면 요도의 염증, VB2에 세균이 있으면 방광이나 신장의 염증, EPS나 VB3에 세균이 있으면 전립선의 염증을 의미하므로 증상에 따라 급성 또는 만성 세균성 전립선염으로 진단한다. 그러나 이 검사는 복잡하여 검사가 어렵고 비용도 많이 들기 때문에 VB2와 VB3만 검사하기도 한다.

또 전립선 액 검사(EPS)가 있다.

EPS는 매우 중요한 검사다. 요도에 염증이나 협착 등이 있어도 EPS에 이상이 나타나므로 주의해야 한다.

EPS를 현미경으로 관찰하여 백혈구가 10~15개 이상이면 전립선 염증으로 추정할 수 있다. EPS에서 백혈구가 증가하면서 지방 알갱이를 함유한 대식 세포가 나타나는 것은 전립선염의 가장 중요한 증거가 된다. 이 대식 세포는 요도염에서는 나타나지 않고 정상인에게도 나타나지 않기 때문이다. 정액 검사에서 염증이 보여도 전립선염만 있다고 진단할 수는 없다. 정액은 전립선과 정낭, 요도, 고환, 부고환 등의 분비물이 모여서 만들어지는 것이기 때문이다.

종합 효소 연쇄 반응(PCR) 검사가 있다.

최근에는 종합 효소 연쇄 반응(PCR)을 이용한 검사법이 많이 시행되고 있으며, 세균 종류의 진단에 매우 유용하다. 기존에 발견하지 못했던 균이 이 검사를 통해 많이 발견되기 때문이다. 성병과 관련된 균을 치료할 때는 상대 여성과 함께 치료하는 것이 좋다.

직장 수지 검사는 전립선 액 검사를 하면서 전립선이나 항문 쪽에서 혹이 만져지는지, 항문 괄약근에 이상은 없는지 파악하는 것이다. 간혹 전립선암이 진찰되는 경우도 있다.

전립선 특이 항원(PSA)의 PSA 수치는 매우 중요하다. 직장 수지 검사나 초음파 검사 후에는 PSA 수치가 상승한다는 보고가 있으므로 가급적 PSA를 먼저 검사하는 것이 좋다. 특히 전립선염의 경우 간혹 PSA 수치가 4.0 이상으로 나타나 진단에 혼란을 초래할 수 있다.

경직장 초음파 검사(TRUS)는 초음파 봉을 항문에 삽입하여 직장 벽을 통해 전립선 초음파 사진을 찍는 것으로 매우 많은 정보를 얻을 수 있는 방법이다. 전립선의 크기를 비롯하여 전립선 내부의 종양이나 전립선 낭종도 진단이 가능하다. 방광 경부의 혹이나 정낭의 이상 등도 진단할 수 있다. 경직장 초음파 검사의 등장으로 전립선 질환의 진단이 매우 정확해졌으며, 특히 전립선 결석 진단에 매우 유용하다.

요속 검사(Uroflowmetry)도 있다.

빈뇨와 세뇨가 있는 경우 요속 검사가 유용하다. 신경에 장애가 생겨 신경인성 방광이 있는 경우 검사 결과가 산봉우리 모양으로 나오지 않고 끊기거나 여러 개의 봉으로 나타나는 양상을 보이며, 최대 요속이 10mL/sec 이하인 경우도 보인다. 요속 검사 후 잔뇨를 초음파로 측정하는 것도 치료에 많은 도움이 된다.

전체 전립선염 환자의 80~90%를 차지하는 만성 전립선염의 경우에는 발열은 없지만 다양한 증상을 동반한다. 때때로 방광염 증상이 나타날 수 있으며, 흔히 고환과 항문 사이의 외음부 통증이나 불쾌감 및 배뇨통, 소변을 자주 보게 되는 빈뇨, 소변을 보고 나서 소변이 남아 있는 느낌이 드는 잔뇨감, 소변 줄기가 약해지는 등의 배뇨 증상이 나타날 수 있다.

만성 전립선염 증상 점수표(NIH-CPSI)

자신의 증상을 체크함으로써 과연 자신의 전립선염이 어떤 상태인지를 설문지 조사를 통해 확인해 보자

■통증 또는 불쾌감

1. 지난 일주일 동안 다음의 부위에서 통증이나 불쾌감을 경험한 적이 있습니까?
   - 가. 고환과 항문 사이(회음부)   예 □ (1)   아니요 □ (0)
   - 나. 고환   예 □ (1)   아니요 □ (2)
   - 다. 성기의 끝(소변보는 것과 관계없이)   예 □ (1)   아니요 □ (0)
   - 라. 허리 이하의 치골(불두덩이) 또는 방광 부위(아랫배)   예 □ (1) 아니요 □ (0)

2. 지난 일주일 동안 다음의 증상이 있었습니까?
   - 가. 소변을 볼 때 통증이나 뜨끔뜨끔한 느낌   예 □ (1)   아니요 □ (0)
   - 나. 성관계 시 절정감을 느낄 때(사정 시) 또는 그 이후에 통증이나 불쾌한 느낌
                                       예 □ (1)   아니요 □ (0)

3. 위의 부위에서 통증이나 불쾌감을 느낀 적이 있다면 지난 일주일 동안 얼마나 자주 느꼈습니까?

   전혀 없음 □ (0) 드물게 □ (1) 가끔 □ (2) 자주 □ (3) 아주 자주 □ (4) 항상 □ (5)

4. 지난 일주일 동안 느꼈던 통증이나 불쾌감의 정도를 숫자로 바꾼다면 평균적으로 어디에 해당됩니까?

                   0 1 2 3 4 5 6 7 8 9 10
   전혀 없음 → □ □ □ □ □ □ □ □ □ □ □ ← 상상할 수 있는 가
                                                   장 심한 고통

■배 뇨

5. 지난 일주일 동안 소변을 본 후에도 소변이 방광에 남아있는 것처럼 느끼는 경우가 얼마나 자주 있었습니까?

전혀 없음 □ (0)   5번 중에 1번 이하 □ (1)   반 이하 □ (2)

반 정도 □ (3)   반 이상 □ (4)   거의 항상 □ (5)

6. 지난 일주일 동안 소변을 본 뒤 2시간이 채 지나기도 전에 또 소변을 본 경우가 얼마나 자주 있었습니까?

전혀 없음 □ (0)   5번 중에 1번 이하 □ (1)   반 이하 □ (2)

반 정도 □ (3)   반 이상 □ (4)   거의 항상 □ (5)

■증상들로 인한 영향

7. 지난 일주일 동안 위의 증상으로 일상생활에 지장을 받은 적이 어느 정도 됩니까?

없음 □ (0) 단지 조금 □ (1) 어느 정도 □ (2) 아주 많이 □ (3)

8. 지난 일주일 동안 얼마나 자주 이러한 증상으로 고민하였습니까?

없음 □ (0) 단지 조금 □ (1) 어느 정도 □ (2) 아주 많이 □ (3)

■삶의 질

9. 만약 지난 일주일 동안의 증상이 남은 평생 지속된다면 이것을 어떻게 생각하십니까?

매우 기쁘다 □ (0)   기쁘다 □ (1)   대체로 만족스럽다 □ (2)

반반이다   □ (3) 대체로 불만족스럽다 □ (4)   불행하다 □ (5)   끔찍하다 □ (6)

만성 전립선염 증상 점수

중증: 1(가, 나, 다, 라), 2(가, 나), 3, 4   문제의 답 합계 _____

배뇨 증상: 5, 6   문제의 답 합계 _____

삶의 질에 대한 영향: 7, 8, 9   문제의 답 합계 _____

견디기 힘들어도 위험하지는 않아

전립선염 환자 중 약 25%는 난치성이다. 전립선염은 처음 발병했을 때 철저하게 치료하지 않으면 잘 낫지 않고, 만성화될 경우 완치가 어렵다. 게다가 소변의 역류를 방지하는 전립선관의 개폐 장치가 고장 나면 반복적으로 전립선관 내로 소변이 역류해 재감염이 되기 일쑤라 남성 생식기 관련 질병 가운데 전립선염만큼 치료가 어렵고 골치 아픈 경우도 드물다.

전립선염 퇴치를 위해서는 우선 1개월 이상 꾸준히 치료를 받아야 한다. 전립선염은 항생제 치료가 기본인데 세균성 전립선염은 물론이고, 만성 비세균성 전립선염인 경우도 1개월 정도 항생제 치료를 받아야 한다.

전립선은 조직 자체가 미세한 형태의 특수 구조로 이루어져 있어 항생제나 배뇨제 같은 약물이 침투하지 못해 '약발'이 잘 먹히지 않는다. 그렇다고 항생제를 섭취하다 중단하면 세균의 내성만 키우는 꼴이 될 수 있으므로 조심해야 한다.

급성 세균성 전립선염은 전신 세균 감염의 위험이 있는 매우 위급한 상황이므로 입원해서 집중적인 치료를 받아야 한다. 따라서 성병이 생기면 전립선까지 염증이 퍼지지 않도록 각별히 주의해야 한다.

세균성의 경우 항생제 처방만으로도 효과적으로 치료할 수 있지만, 비세균성인 경우에는 전립선과 요도의 압력을 낮추는 약이나 소염제, 진통제 등의 약물 처방과 전립선 마사지, 온수 좌욕 등의 생활 수칙을 병행하게 된다. 심장 박동과 비슷하게 콕콕 쑤시는 통증, 성기 쪽의 둔한 통증, 요도 쪽의 저리는 증세 등은 약으로 잘 낫지 않아 자기장 요법을 쓰거나 레이저 요법으로 치료한다.

일본에서는 정맥성 발기 부전을 음경 정맥으로 알코올을 주입해 전립선 주변의 정맥을 폐쇄하는 방식으로 치료한 적이 있다. 하지만 이 방법은 치명적인 합병증을 유발할 수 있고, 아직 전립선염에서 효과가 확인된 바가 없으므로 신중히 생각한 후 결정해야 한다.

전립선염 치료에서 가져야 할 것은 인내심이다. 단기간에 뿌리를 뽑는 것이 어렵기 때문에 완치의 개념도 중요하지만 참고 견디고 달래가며 지낸다는 재활의 개념으로 치료에 임해야 한다. 증상이 장기간 지속되면서 찾아오는 불안, 우울, 고민 등으로 신경증이 동반되어 정상적인 성생활을 기피하면 전립선 부종이 진행돼 증상이 더 악화될 수 있으니 경계해야 한다.

전립선염의 치료는 쉽지 않다. 그러나 전립선염이 아무리 심해도 그 자체로 심각한 후유증을 남기거나 생명을 위협하지는 않는다. 그러니 마음을 편안히 하고 끈기를 가지고 꾸준히 치료에 임해야 한다.

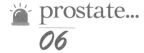

전립선의 치료가 어려운 이유는 무엇인가

전립선은 특수 세포(지방 세포)로 약물이 잘 통과하지 못하는 구조로 되어 있어 효과적인 항생제가 제한되어 있고 치료를 오랫동안 지속적으로 해야 한다.

또 소변의 역류를 방지하는 전립선관의 자동 개폐 장치가 손상되어 있으면 소변이 반복적으로 전립선관 내로 역류하여 치료된 후에도 재발할 수 있다.

전립선염은 원인을 규명할 수 없는 경우가 종종 있다. (클라미디아, 유레아플라스마, 마이코플라스마 등)

트리코모나스나 칸디다증 같은 감염에서 오는 전립선염은 일반 항생제로는 치료가 불가능하므로 치료에 저항할 때는 이에 대한 검사와 치료가 필요하다.

증상이 장기간 지속되면 불안, 우울, 고민 등으로 신경증이 동반되어 정상적인 성생활을 기피하게 되는데, 이로 인해 전립선의 부종이 진행돼 증상이 악화하는 악순환이 온다.

꾸준한 약물 섭취를 참아내지 못하는 조급한 성격, 항균제의 무분별한 선택과 남용, 과음과 과로, 인스턴트식품과 가공 식품의 범람으로 인한 식품 영양학적 불균형과 그로 인한 알레르기 현상 등이 있다.

상처받은 자존심을 위하여

전립선염은 성인 남성이라면 누구에게나 나타날 수 있는 흔한 질병이지만, 뚜렷한 원인과 치료법이 없어 의사들도 치료에 애를 먹는다. 환자 입장에서도 남에게 떳떳하게 밝히지 못하며 또한 심한 통증으로 고통을 받는다.

전립선에 염증이 생기면 방광을 자극해 빈뇨, 무력감, 잔뇨감과 함께 발기력을 떨어뜨리고 간혹 사정할 때 통증이 나타나는 경우가 있어 부부 관계를 피하게 된다. 대부분의 남성들이 전립선염 증세가 나타나면 이를 남성의 '사형 선고'로 받아들이는 이유다.

한의학에서는 성병에 의한 감염을 전립선염의 일부 원인으로 보고 있으나, 서양의학에서는 성병 감염이 아닌 다른 데서 원인을 찾고 있어 이론상으로 많은 차이가 있다. 하지만 환자들 사이에서 전립선염을 성병과 같은 감염성 질환으로 오해하는 것도 성기능을 떨어뜨리는 원인이다. 부부 관계를 가지면 상대에게 전염시키지 않을까 우려해 성적 감수성이 약해지고 부부 관계가 소원해지는 것이다.

그러나 전립선염 환자 중 약 10% 정도만 세균성 전립선염에 속하고, 전립선의 염증은 전립선에 갇혀 있기 때문에 성적 접촉으로 쉽사리 감염될 수 있는 성질의 것이 아니다. 하지만 한의학에서는 성병균이 먼저 신장에 침입하여 염증을 일으킨 후 전립선을 감염시켜 염증을 유발한다고 보고 있다. 또 전립선염으로 인한 기형아의 출산은 거의 없다고 볼 수 있으므로 안심해도 된다. 배우자를 멀리하거나 아내의 눈치를 볼 필요가 없다는 뜻이다.

전립선염에 대한 다양한 오해와 심리적 위축이 부부 생활에 적잖은 악영향을 주고 있다는 것은 전립선염 환자 10명 중 8명이 성기능 장애를 겪고 있다는 보고를 통해서도 알 수 있다. 이 책의 뒷장에 양측의 주장을 포함했다. 따라서 여기에서는 연구 결과에 대한 설명을 자제하고자 한다.

최근 들어 전립선염이 조루증의 원인이라는 연구가 많이 발표되고 있는 것도 이와 무관하지 않을 것이다. 전립선염 환자는 일반인에 비해 조루증을 호소하는 빈도가 높고, 조루증으로 외래 진료를 받기 위해 병원을 방문하는 환자들 중에는 전립선염 환자의 빈도가 높아 전립선염과 조루증을 함께 치료하는 경우가 많다.

전립선염이 동반된 조루증의 경우 전립선염만을 치료해도 조루 증상이 일부 호전되기는 한다. 그러나 오랜 기간 증상을 겪으면서 발생한 심리적 위축이 전립선염을 치료한 후에도 지속적인 조루증을 초래하는 경우가 많기 때문에, 전립선염과 조루증이 같이 있을 때는 전립선염 치료와 함께 조루증 치료를 병행하는 것이 바람직하다.

전립선염 환자가 정상적인 가정생활을 영위하려면 우선 심리적으로 자신감을 회복하는 것이 무엇보다 중요하다는 것을 명심해야 한다.

생활 습관도 중요하다. 모든 병이 그렇듯 전립선염도 약에만 의존하고 잘못된 생활 습관을 바꾸지 않으면 증상의 호전이 늦고 재발도 잘된다. 장시간 앉아서 일하는 사무직 남성이나 IT 업계 종사자들에게 전립선염이 종종 발생하는 만큼, 장시간 앉아서 생활하거나 다리를 꼬고 앉는 자세, 전립선을 압박하는 자전거나 오토바이 등은 피하는 것이 좋다.

또 2시간에 10분 정도는 반드시 휴식을 취하고, 스트레칭이나 체조 등으로 혈액 순환을 개선하고 근육을 이완시키는 데 주의를 기울여야 한다. 평소 운동을 하지 않는 경우 꾸준히 운동을 한 사람들보다 전립선 질환에 걸릴 확률이 두 배 가까이 높다. 소변을 오래 참는 습관도 금물이다. 소변을 참으면 균이 생겨 소변이 역류해 전립선에 염증을 일으킬 수 있기 때문이다.

전립선을 지키는 건강 수칙 4가지

먼저 좌욕과 찜질이다.

좌욕의 목적은 전립선 액을 배출하거나 골반 근육을 이완시켜 증상을 완화시키는 것이다. 온수 좌욕은 자주 할수록 좋은데, 아침저녁으로 하루 두 번, 한 번에 10~20분 정도 섭씨 40도 내외의 따뜻한 물에 좌욕을 하면 된다. 이렇게 하면 회음부의 긴장이 풀려 통증이 경감되고 염증 분비물의 배설이 촉진되며 혈액 순환이 좋아진다. 견딜 수 있을 정도의 뜨거운 찜질 팩 또는 방석 크기의 전기 찜질기를 회음부에 깔고 몇 시간 앉아 있는 열 찜질을 해줘도 효과가 있다.

두 번째는 전립선을 마사지해 주는 것이다.

회음부, 즉 성기와 항문 사이를 손가락으로 누르거나 문지르면서 두들겨 주면 전립선 치료에 도움이 된다.

세 번째는 식생활도 전립선에 매우 중요하다.

하복부의 긴장이나 압력을 증가시키는 술, 커피, 맵고 짠 음식 등을 피해야 하며, 된장과 청국장 등 콩 발효 음식과 토마토, 양파, 파 등 신선한 채소나 과일을 많이 섭취하도록 한다.

술은 절대 삼가야 한다. 술은 염증을 악화시키고 이뇨 작용을 촉진해 전립선에 무리를 준다. 또한 회음부 근육이 더욱 긴장하게 되어 소변을 볼 때마다 찌릿함과 따끔거림 등 통증이 심해진다. 술 때문에 소변을 자주 보면 수분이 다량으로 빠져나가 다음 날 아침에는 소변의 양이 적어지는데, 그럴 경우 각종 노폐물의 농도가 심해져 전립선에 부담을 주게 된다.

많은 환자들이 전립선염을 치료하는 동안 친구들과 어울리거나 회식을 하지 못하는 것을 애로 사항으로 꼽는다. 그러나 술은 모든 염증성 질환을 악화시키므로 치료 중에는 절대 금해야 하고, 병원 치료가 끝난 후에도 1~2개월은 술자리를 피해야 한다.

네 번째 성생활이 매우 중요하다.

규칙적인 성생활도 전립선염 치료에 도움을 준다. 사정할 때 나오는 정액의 1/3~1/4은 전립선 액이기 때문에 성생활을 통해 전립선 분비액을 적절히 배출하는 것이 건강에 좋다.

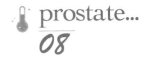

전립선염 치료 6단계

전립선염을 치료하는 방법은 여러 가지가 있다. 여기에서는 전립선염을 치료하는 6단계에 대해 알아보자.

제1단계는 약물 요법이다.

항생제는 전립선에 특수 구조의 막이 있어 잘 침투하지 못하는 것으로 알려져 있다. 전립선염에 효과가 있기 위해서는 약물이 지방에 잘 녹아야 하고, 분자량이 작아야 하며, 혈액 내의 약물 농도보다 전립선 조직 내의 약물 농도가 높아야 한다.

이런 조건을 만족하는 항생제로는 1970년대부터 사용된 박트림(TMP/SMX)이 있다. 치료 효과는 30~40% 정도로 보고되고 있는데, 단기간 사용하기도 하고 4개월 이상 사용하기도 한다. 정상 장내 세균에는 영향을 미치지 않고 대장균과 같은 호기성 그람 음성 장내 세균을 억제하는 효과가 있다. 엔테로코코스나 슈도모나스에는 박트림 단독 요법으로는 효과가 없다.

카르베니실린, 에리트로마이신, 독시사이클린, 세팔렉신 등도 효과가 있는 약으로 알려져 있다. 니트로푸란토인은 정상 장내 세균에 영향을 미치지 않으면서 전립선 조직 내의 농도도 유지되고 소변으로 배설되는 양이 많아 장기 치료에 사용하면 좋다.

1980년대 중반부터 사용되기 시작한 퀴놀론계 항생제는 전립선 내로 침투하는 능력이 아주 우수해 치료 효과가 80~90% 정도로 높아졌다. 최근 사용량이 늘어나면서 약제 내성률이 증가하는 상황이지만, 아직까지는 효과가 가장 우수한 약제로 평가받고 있다.

α교감 신경 차단제가 있다.

소변이 전립선으로 역류되어 전립선염이 생긴다는 가설을 설명한 적이 있는데, 이러한 현상을 억제하기 위해 α교감 신경 차단제를 사용한다. 방광 경부와 전립선에는 α교감 신경이 많이 분포되어 있기 때문이다.

전립선염 환자의 경우 요도 괄약근이 예민해져 괄약근의 수축이 심하거나 경련을 일으키기 때문에 괄약근을 풀어주면 된다. 미니프레스, 하이트린, 카두라, 자트랄, 하루날 등이 현재 사용되고 있는 α교감 신경 차단제이다. 이들은 여러 연구 결과에서 비세균성 만성 전립선염이나 전립선통에 효과가 있는 것으로 보고되고 있다.

항콜린성 약물도 있다. 전립선염 증상이 심하면 방광의 과민 현상이 생기는데, 이것을 억제하는 약물이다. 스파게린, 디트로판, 디트루시톨, 비유피-4 등이 사용되고 있다.

근이완제도 있다.

골반 근육의 비정상적인 수축으로 인한 통증이 있을 때 사용하면 효과적이다. 디아제팜, 자낙스, 바크로펜 등이다.

환원 효소 억제제는 전립선 비대증이 동반되어 증상이 심해진 경우에 사용한다. 프로스카와 아보다트가 있다.

2단계 물리 치료 요법을 살펴보자.

먼저 전립선 마사지 요법은 항생제를 투여한 후에 시행하는 것이 보통이다. 사람에 따라 효과가 다르므로 잘 선택해서 치료해야 한다. 전립선의 부종이 있는 경우에 많은 도움이 된다. 전립선 내 도관의 압력을 감소시키고 골반 근육 및 신경에 자극을 주는 것으로, 전립선 결석이 심한 경우는 증상이 더 악화될 수 있다. 보통 1주에 2회 시행하며 증상이 좋아지면 횟수를 줄여나간다.

마그네틱 치료기는 의자 모양으로 된 기계에 앉아 있으면 항문 주위에 자기장이 나와서 회음부 근육을 수축시켜 치료 효과를 나타낸다. 골반 근육이 비정상적으로 수축되어 통증이 있는 경우에 많이 사용한다.

3단계 전립선 내 주사 요법의 경우 전립선 내 항생제 주사가 있다.

먹는 약으로는 약물이 전립선에 침투하지 못하므로 주사기를 이용해서 전립선에 직접 약물을 주입하는 것이다. 이렇게 하면 약물 농도가 높아져 효과를 높일 수 있으나, 30~40% 정도는 이 방법으로도 효과가 없고, 퀴놀론계 항생제가 나오면서 시술 빈도가 줄어 들고 있다.

보톡스 주사는 골반 근육이 수축되어 통증이 나타나는 경우 사용한다. 보톡스는 주사 주입 부근의 근육을 이완시키므로 통증 완화에 도움이 된다. 그러나 약효가 6개월에서 1년 정도만 지속되고 값도 비싸다.

4단계 수술 요법 중에는 먼저 방광 경부 절개술이 있다.

이는 방광 경부에 경련성 기능 장애가 있거나 약물 치료로 효과가 없을 때 사용한다. 2년 이상의 심한 배뇨 증상이 있는 경우에 선택적으로 시술하여 90% 이상에서 효과를 보았다는 보고도 있다.

전립선 낭종 절개술은 전립선 초음파 검사 결과 낭종이 보이면서 심한 증상을 호소하는 경우 시행하는 것으로 좋은 효과를 보았다는 보고가 있다.

튜나(TUNA) 요법은 가장 최근에 개발되어 전립선염 및 비대증에 효과를 보이고 있는 비수술적 방법이다. 미국 식품의약안전국(FDA)에서 승인을 받았으며, 미국, 유럽, 호주 등지에서는 오래전부터 활발히 이용되고 있다. 열 발생 장치인 라디오파(Radio Frequency)를 이용하여 요도에는 손상을 주지 않고 특수하게 고안된 침을 전립선에 직접 찔러 넣어 에너지를 전달하여 100도 정도의 열을 가해 염증성 조직을 없애 준다.

전립선 염증 조직을 괴사시키는 데 드는 시간은 2~3분이다. 카테터 끝에 두 개의 침이 부착되어 있어 이 침이 전립선을 찌르게 된다. 요도 손상을 방지하기 위한 덮개가 침을 둘러싸고 있고, 침 덮개와 카테터 끝에는 열 감지기가 부착되어 있어 요도의 온도를 측정하여 손상을 주지 않도록 하고 있다.

시술 전 경직장 초음파 검사로 전립선의 크기 및 위치를 정확하게 확인한 후 국소 마취를 하여 시술하는데, 시술 시간은 전립선의 크기에 따라 다르지만 약 40~50분 정도이다. 전 과정이 컴퓨터에 의해 자동 조절되므로 시술이 매우 간단하며, 입원할 필요 없이 외래로 시술받고 당일로 집에 귀가할 수 있다.

시술 후 일시적 혈뇨나 배뇨통이 발생할 수 있으나 자연 소실되며, 요도 협착, 역행성 사정 및 발기 부전 등의 부작용이 없다.

5단계 식이 요법은 음식이 매우 중요함을 일깨워 준다.

먼저 주의할 음식 중에 특히 삼가야 할 것은 술이다. 대부분의 경우 술을 마시고 증상이 심해졌다는 환자가 많기 때문이다. 그러나 커피나 담배, 맵고 짠 음식, 돼지고기나 닭고기 등은 아직 정확한 연구 결과가 없다.

6단계 생활 요법을 살펴보자.

먼저 골반 근육 운동은 골반 근육의 비정상적인 수축에 의한 통증이 있을 때 시행한다. 항문에 손가락을 넣고 3시와 9시 방향으로 근육을 만진 다음 억지로 힘을 주지 않고 손가락을 서서히 밖으로 밀어내는 방법이다. 괄약근을 조이는 운동과 반대라고 생각하면 된다.

정상적인 성생활을 해야 한다. 정상적인 성생활로 전립선 액이 배출되도록 해야 한다. 억지로 사정을 참거나 사정할 때 요도를 쥐어 정액의 배출을 막는 것은 매우 좋지 않은 습관이다.

또 자주 일어나서 걷는 것도 좋다. 장기간 앉아서 일을 하거나 소변을 참는 경우에 전립선통을 호소하는 경우가 많기 때문에 종종 일어나서 움직이고 걷는 것이 좋다는 말이다.

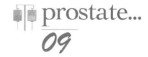

prostate...
09

한의학적으로 살펴보는 전립선염의 원인과 치료

한의학에서 전립선염은 산병(疝病: 하복부와 회음부 쪽에 기가 순항하지 못해 적체되어 통증 유발), 고병(蠱病: 벌레가 나무를 갉아먹듯 생식기의 기능을 점차적으로 저하시켜 아랫배가 아프고 소변에 흰색의 액이 나오는 질병)이라고 한다. 또 임병(淋病: 수풀 속의 나무에서 이슬이 맺혀 물이 한 방울씩 떨어지듯이 소변이 시원치 않고 배변통과 요의 혼탁 등을 동반하는 병), 요탁(尿濁: 소변이 맑지 못하고 혼탁함)이라고도 일컫는다.

이 중 특히 임병(淋病)이 전립선염의 원인을 포괄적으로 잘 표현하고 있는바, 음주 후 과다한 성행위로 방광의 기운이 훼손되거나 성행위 시 사정을 지나치게 억제하는 경우 나타난다.

다시 말하면 회음부와 하초의 습열(濕熱)로 양기 소진, 양기 쇠퇴 등이 발생하여 전립선 주위부의 면역력이 저하되면 반복되는 재발과 더불어 만성화되어 치료가 어렵게 된다.

하초 습열이란 인체를 상·중·하로 나눌 경우에 세 번째 아랫부분에 나타나는 증세이다. 하초는 신체의 배꼽 아래부터 다리에 이르는 부분으로, 여기에 습열증, 즉 끈적거리고 눅눅하게 장마철 습기 같은 증세가 나타난다. 다시 말하면 자궁, 난소의 생식기 부위 등 하복부에 염증성 질환이 생기는 경우이다. 이때, 하복통과 지속적인 하혈이 나타나고 간혹 변비가 생길 수 있다.

특히 임병(淋病)과 산병(疝病)의 주요 원인은 성관계 후 생식기 감염 및 장의 과민으로 발생하는 습열(濕熱), 소변은 물론 과다한 성생활과 더불어 사정 시 참는 행위로 나타나는 방로(房勞), 오래 앉아있는 생활 습관과 정신적 스트레스에서 나타나는 울체(鬱滯), 그리고 음주와 고열량 식사 습관 등이다. 한의학에서는 이것을 전립선의 주요 요인으로 설명하며, 일반적으로 전립선염을 다섯 종류의 변증 방법으로 나눈다. 각 증상에 따라 다른 약제를 선택해서 써야 한다.

그렇다면 한의학적 치료법은 무엇일까?

치료의 원리로서 배설이 곤란해진 소변과 전립선 액이 잘 흐르도록 하며, 배뇨와 사정 시에 통증이 멎도록 하고, 장애 성기능 증상을 복원하는 것이다. 이는 선 조직 주변의 염증을 없애주고 동시에 회음부(고환과 항문 사이) 주변의 통증을 치료한다. 이렇게 하면 골반 조직과 허리, 허벅지 주변에서 나타나는 방사통이 서서히 사라지게 되며, 조루와 발기 부전 등 성기능 회복에도 도움을 준다.

습열이 전립선에 자리 잡았을 때 나타나는 증상으로는 소변이 방울방울 떨어지고 배뇨가 잘 안 되고 따갑다. 하복부에 경련이 일어나고 회음부가 아프고 요도 입구에 하얗고 탁한 것이 뭉쳐 있다. 이 경우에는 차전자, 담죽엽, 등심초 등의 약재를 사용한다. 비장이 허해서 습이 생겨 전립선에 문제가 생겼을 경우는 소변이 탁하게 나오고 안색이 좋지 않다. 이 경우 사지에 힘이 없고 식욕이 없다. 당삼, 백출, 복령, 율무, 당귀, 진피 등을 사용한다.

기가 막힌 후 생긴 어혈로 전립선염이 발생할 경우는 소변이 껄끄럽게 나오고 잘 막혀서 회음부와 하복부가 답답한 듯 아프고, 전립선이 크게 붓고 딱딱해진다. 이때에는 민들레, 육계(계피), 천궁 등을 사용한다.

간과 신장의 음이 허해서 전립선염이 발생할 경우, 요도의 입구에 하얗고 탁한 것이 끼고 회음부가 팽팽하며 늘어지고 허리와 무릎이 시큰하고 조열도한(조열: 특히 낮에 일정한 시간에 나는 땀, 도한: 자면서 나는 식은땀)이 나타난다. 이때에는 복령, 하수오, 구기자 등을 사용하여 치료한다. 동시에 신장의 양이 부족하여 전립선에 염증이 생긴 경우에는 소변이 뻑뻑하게 나오고 무릎과 허리가 시큰하고 차며, 발기 부전, 조루 증상이 나타난다. 이때에는 두충, 황정, 당귀, 산약, 복령 등을 사용한다.

또 다른 유형의 증상들이 같이 일어날 경우 처방을 혼합하여 써도 된다. 만약 회음부가 붓고 아프면서 오줌이 묽고 허리가 아프고 무릎이 시큰거리고 조루 등의 증상이 같이 나타나면 여러 약재를 과학적으로 잘 혼합하여 사용한다.

이 혼합된 추출물이 파워샘 K-파워 추출물이다. 파워샘 K-파워 추출물은 자연에서 자생하는 식물들인 산약, 산수유, 백봉령, 숙지황, 복분자, 옥수수수염, 백출, 황기 등 수십 가지 성분을 첨단 추출 기법을 이용하여 추출하여 여과하고, 여과한 추출물을 농축하고 건조한 다음 분쇄한 것이다.

파워샘 K-파워 추출물은 전립선염을 정상으로 해주며, 특히 전립선의 재발 원인과 관련 있는 신장, 방광, 간장 등의 기능을 회복시킴으로써 전립선에 근본적으로 도움을 준다.

결론적으로 전립선 질환은 그동안 고질병으로 분류되어 왔으며, 병원에서 수술이나 약물로 치료해도 후유증이 남거나 재발, 부작용 등이 끊이지 않았다. 특히 약물을 장기간 섭취하면 위장이나 신장, 방광, 간장 등에 부담을 주는 반면, 천연의 약재인 식물을 이용하면 각각의 장기들에 부작용이 없고 재발률이 적으며 안전하게 섭취할 수 있다. 특히 신장의 기능을 정상화하여 발기 부전과 같은 전립선 질환을 치료하는 데 근본적으로 도움을 줄 수 있다.

prostate...
10

파워샘 K-파워 추출물 자세히 살펴보기

앞에서 넌지시 파워샘 K-파워 추출물을 소개했지만 이번에는 좀 더 자세히 이 물질을 소개해 드리고자 한다.

파워샘 K-파워 추출물은 자연에서 자생하는 천연의 식물 재료들을 과학적으로 배합하여 6시간 이상 추출하고 농축하여 건조한 다음 과립 상태의 분말로 만든 원료이다.

주성분은 복분자, 산수유, 숙지황, 백봉령, 산약, 황기, 계피, 구기자 등 수십 가지 재료들로 구성된다. 신장을 보호해 주고 따뜻하게 해 주며 신장의 양기를 강하게 해주고 기의 흐름이 막혀 뭉쳐있던 것을 원활하게 해 준다. 그리고 혈액을 따뜻하게 하여 변비를 해결해 준다. 회음부에 습열이 생기면 변비 현상을 동반할 수 있다.

신장이 약한 사람, 소변을 보는 횟수가 잦고, 소변이 찔끔찔끔 나오고, 하복부가 당기듯이 아프고, 허리가 시리듯 쑤시고 다리에 힘이 없는 사람에게 도움을 준다. 신장의 기능이 약하면 전립선에 동시에 문제가 생긴다.

신장은 예로부터 몸의 근원이라 하였기에 신장을 강하게 하여 건강한 몸을 만들면 사람의 내분비를 조정할 수 있고 활력이 생기고 성 면역력이 생긴다. 약해지고 손상된 신장 기관의 기능이 되살아나며 기능이 평행되고 충만해진다. 따라서 신장의 약기가 거의 없어 조루가 있거나, 성욕이 없고 생식기가 작고 신장의 기능이 약하고 허리가 아프고 다리에 힘이 없는 증상에 도움을 줄 수 있다.

"정말 제일 신기한 것은 남성의 생식기가 더 커지고, 또 더 커져서 완전히 조루 해결에 도움을 줄 수 있다."

섭취 방법으로는 식후 1일 2회(아침저녁) 또는 3회(점심) 따뜻한 물과 함께 1포(3.0g~4.0g)씩 섭취한다. 병세가 가볍거나 나이가 젊은 경우 3개월 이내에 호전되며, 심한 사람인 경우 6~18개월 사이에 호전될 수 있다. 나이가 70세 이상 고령인 경우는 그 이상 꾸준히 섭취해야 한다. 이때 음주는 반드시 금해야 하고 가능하면 스트레스 역시 피하는 것이 좋다.

그동안 전립선염으로 고통을 받다가 파워샘 K-파워 추출물을 통해 새로운 인생을 사는 분들이 참으로 많다.

50대의 M 모 씨는 10년 전 요도 끝이 따끔따끔하면서 화장실도 자주 가게 되어 병원에 갔더니 전립선염이라는 진단을 받았다. 1~2개월 치료했는데 이내 좋아지는 것처럼 보이다 치료를 중단하면 또 재발하고 약을 몇 개월 섭취해도 차도가 없었다.

우연히 친구를 만나 이 얘기를 했더니 친구가 파워샘 K-파워 추출물을 구입해서 섭취하고 정상 기능으로 회복되었다며 본인에게도 추천해 주었다고 한다. 섭취를 시작하고 한 달이 지나자 정말 기적같이 요도가 뜨끔뜨끔했던 증상도 사라지고 고환통도 사라지니 오줌도 잘 나왔다고 한다. 정말 신기했고 비슷한 증상을 겪고 있는 친구들에게도 꼭 권하고 싶다는 말을 전해왔다.

60대 중반의 O 씨는 소변 볼 때는 물론 보고 나서도 불편하여 비뇨기과를 찾아 검사를 받은 결과 전립선염 진단을 받았다. 약을 처방하여 주기에 믿고 열심히 섭취하며 물리 치료까지 병행했지만 돈은 돈대로 쓰고 효과는 그때뿐이었다.

이 와중에 파워샘 K-파워 추출물을 알게 되어 꾸준히 섭취했다. 1년이 지나 어찌되었는지 싶어 의사를 찾아가 검사를 받아보니, 전립선이 정상이라는 진단을 받았다. 소변은 물론 정력까지 양호하며 항문 주변도 편안함을 느낀다고 했다.

60대 초반의 K 씨는 1년 전부터 발기 부전 때문에 마음고생이 심했다. 병원에서 체크해 보니 전립선 비대증이라고 했다. 평소에 건강하고 부부 관계에 문제가 없었기 때문에 당혹스럽고 집사람한테 정말 미안했다고 한다. 그래서 전립선 치료를 받으면서 부부 생활은 비아그라에 의존하고 있었다. 그러던 중 우연히 광고를 보고 파워샘 K-파워 추출물을 구입하여 섭취하게 되었다. 매일 아침저녁으로 꾸준히 섭취하니 한 6개월 정도 후부터는 새벽에 발기도 되고 부부 관계에도 조금씩 자신감이 생겼다고 한다. 이젠 약에 의존하지 않고도 가능하게 되었다고 한다. 이렇게 정상적인 생활이 가능하리라고 믿지 않았는데, 기적처럼 다시 정상으로 돌아와서 정말 좋다고 했다.

이처럼 파워샘 K-파워 추출물의 효과는 모든 이들에게 다 적용될 만큼 뛰어나다. 주변에서 소개해 이 추출물이 알려지는 것이 광고보다 훨씬 많은 편이다.

L 씨는 40대 후반으로 친구들과 회식 자리에서 맥주를 마시던 중 화장실이 멀어서 소변을 잠시 참고 있었는데, 갑자기 전립선이 막혀서 소변을 볼 수가 없었다. 통증으로 어쩔 줄 몰라 하다가 응급실로 실려가 병원에서 주사기로 소변을 해결할 수 있었다고 한다. 병원에서는 전립선 염증이라고 진단했다. 평소 아랫배가 아프면서 밑으로 처지는 느낌이 있었고, 허리가 아프고 다리가 후들거리면서 관절이 아픈 증상도 있었다고 한다.

그런데 소개받은 파워샘 K-파워 추출물을 8개월 꾸준히 섭취한 결과 소변 후 시원하고 잔뇨가 없으며 허리, 무릎의 아픈 현상이 사라졌다고 했다. 특히 아침에 성욕이 생겨 자신감을 얻게 되었다고 밝은 목소리로 말했다. 지금은 전립선염이 완전히 사라져 생활에 불편함이 없다고 해 필자는 아주 기뻤다.

파워샘 K-파워 추출물은 자연에서 자생하는 식물
들인 산약, 산수유, 백봉령, 숙지황, 복분자, 옥수
수수염, 백출, 황기 등 수십여 가지 성분을 첨단 추
출 기법을 이용하여 추출하여 여과하고, 여과한 추
출물을 농축하고 건조한 다음 분쇄한 것이다.

prostate...

Part 3 전립선비대증
추워도 비대해도 문제

여성의 나이가 주름으로 온다면, 남성의 나이는 화장실에서 온다'는 말이
있다. 젊은 시절에는 소변발이 건강의 척도인 양 의기양양하게 서로 누가
힘찬지 경쟁하기도 하지만, 나이가 들면서 소변이 눈물방울 떨어지듯 찔
끔거리고 줄기가 약해지는 것을 보면서 남자는 자신이 왜소해지고 늙어
가고 있다는 것을 절감한다. 그러면서 '이제 나이가 들었으니 그럴 수밖
에 없다'고 체념하는 것이 보통이다.

그러나 소변을 볼 때 힘이 없고 소변 줄기가 가늘어지고 자주 소변을 보
게 되는 것은 양기 부족 때문이 아니라 전립선의 문제이다. 전립선이 비대
해져 그만큼 요도가 좁아졌기 때문에 배뇨에 지장을 초래하는 것이다.

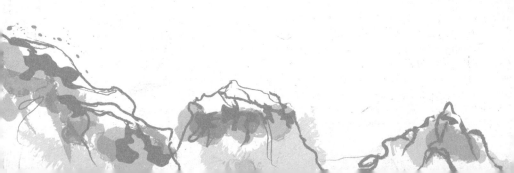

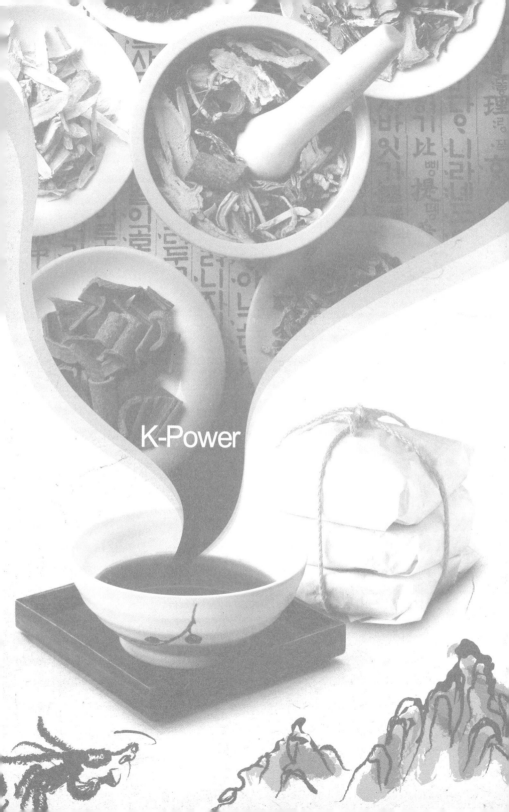

K-Power

prostate...
01

적색 경고등이 켜지는 50대 남성의 전립선

'여성의 나이가 주름으로 온다면, 남성의 나이는 화장실에서 온다'는 말이 있다. 젊은 시절에는 소변발이 건강의 척도인 양 의기양양하게 서로 누가 힘찬지 경쟁하기도 하지만, 나이가 들면서 소변이 눈물방울 떨어지듯 찔끔거리고 줄기가 약해지는 것을 보면서 남자는 자신이 왜소해지고 늙어가고 있다는 것을 절감한다. 그러면서 '이제 나이가 들었으니 그럴 수밖에 없다'고 체념하는 것이 보통이다.

그러나 소변을 볼 때 힘이 없고 소변 줄기가 가늘어지고 자주 소변을 보게 되는 것은 양기 부족 때문이 아니라 전립선의 문제이다. 전립선이 비대해져 그만큼 요도가 좁아졌기 때문에 배뇨에 지장을 초래하는 것이다.

전립선비대증은 요도를 둘러싼 전립선이 커지면서 소변을 보기 힘들어지는 질환이다. 전립선이 비대해지면 좁아진 요도 때문에 방광에 저장되어 있던 소변이 완전히 배뇨되지 못하고 어느 정도 남아 있게 된다. 잔뇨가 있다는 것은 완전히 배뇨를 하지 못하는 것을 의미한다.

전립선이 커지면서 요도가 좁아지면 소변 줄기가 가늘어진다. 소변이 약하니 소변을 볼 때 힘을 주게 되고 지나치게 힘을 쓰다가 탈장이나 치질이 생기는 경우도 있다. 소변을 보기 위해 힘을 주는 일이 반복되면 방광의 근육이 늘어나고 콜라겐이라는 물질이 증가한다. 그러면 방광의 벽이 두꺼워지면서 방광의 탄력이 떨어져 소변을 참는 힘이 약해지고 방광 신경도 예민해져 소변이 자주 마렵게 된다.

이러한 상태가 방치되면 소변이 항상 방광에 남아 있게 되어 소변을 보아도 시원하지 않고 세균이 쉽게 자라 염증도 잘 생기게 된다. 염증이 생기면 증상이 더 악화하여 오줌이 혼탁해진다. 흐르지 않는 물이 썩는 것과 같이 항상 고여 있는 소변으로 인해 염증이 생기게 되는 것이다. 그러면 방광염이 자주 생기고 방광이 더욱 나빠지는 과정을 겪게 된다.

소변이 항상 남아 있는 상태이므로 신장에서 일정하게 만들어지는 소변이 조금만 내려와도 금세 소변을 보고 싶게 된다. 그래서 소변을 보려고 해도 젊었을 때처럼 빨리 시작하지 못하고 끝나도 깨끗이 끝나지 않고 방울방울 발등에 흘릴 정도로 시원치 않은 배뇨가 되는 것이다.

결국 시간이 지남에 따라 소변을 보는 횟수가 더욱 잦아지고 밤에 자다가도 요의를 느껴 자주 일어나게 된다. 시도 때도 없이 소변이 마려우니 외출하는 것도 겁이 나서 삼가게 되고, 그러다가 더 진행되면 아예 소변을 보지 못하게 된다.

방광의 기능이 완전히 상실되어 소변을 전혀 볼 수 없는 요폐 상태가 오면 요도가 막혀서 소변이 내려가지 못하고 수뇨관을 따라 콩팥으로 역류하는데, 이렇게 되면 자연히 신장 기능도 나빠진다. 방광이나 요도는 하부 기관이지만 콩팥은 할일이 많은 중요한 장기이다. 세균 감염인 신우신염이 생겨 콩팥의 기능이 떨어지면 나중에는 콩팥이 제구실을 못하는 신부전이 될 수 있다.

이뿐만이 아니다. 전립선비대증 진단을 받은 사람은 항시 전립선암의 가능성에 대해서도 신경을 곤두세우고 있어야 한다. 모든 병은 예방과 초기 치료가 중요하다. 전립선비대증의 경우는 특히 질환 초기에 적극적으로 치료하여 장기적인 합병증을 미연에 방지하는 것이 중요하다.

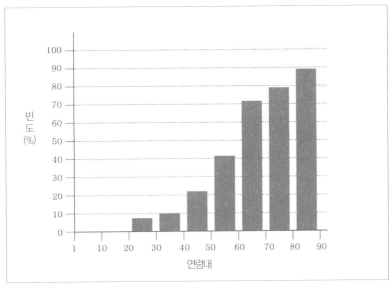

그림 3. 전립선 비대증의 발생 빈도 그래프
(1075명의 부검 조직에서 나타난 전립선 비대증의 빈도)

혹자는 전립선을 성 관련 기관으로만 생각하고 남성의 성기처럼 크면 무조건 좋은 것이 아니냐고 생각할 수도 있지만, 그렇지 않다. 전립선에 원하지 않는 살이 찐 비만 상태라고 보면 이해가 쉬울 것이다.

전립선비대증은 연령이 증가함에 따라 발생 빈도가 증가하는 노인성 질환으로, 50대가 되면 전립선 내부에 비대성 병변이 생기기 시작하기 때문에 흔히 남자 50대를 전립선 연령이라고 부른다. 최근에는 그 연령층이 점점 더 낮아져서 30대에도 발병이 되고 있다.

18세기 최고의 바람둥이로 한 시대를 풍미했던 카사노바도 전립선비대증으로 고생했다고 하니, 남자라면 어느 누구도 전립선비대증의 그늘에서 벗어나기 힘든 것이다.

전립선비대증과 전립선암에 대한 몇 가지 중요한 사실을 잘 알아 둘 필요가 있다.

- 배뇨에서 나타나는 증상은 중간 정도의 단계까지는 전립선비대증과 전립선암에 차이가 없다. 오히려 전립선비대증에서 배뇨 증상이 더 빨리 나타날 수 있다. 비대증에서는 소변 줄기가 가늘어지는 증상과 빈뇨가 먼저 나타난다.
- 암인 경우 진행되면 방광 침윤을 초래하므로 비대증에 비해 혈뇨와 방광 자극 증상이 심하다. 또 암이 뼈로 전이되면 전이된 부위에서 통증이 생기지만, 비대증에서는 이런 증상이 나타나지 않는다.
- 혈청 PSA는 전립선의 크기에 비해 전립선암이 높은 값을 나타내는 경우가 많다. 초음파를 이용하는 화상 진단에서는 전립선비대증에

비해 전립선암의 경우가 전립선 벽이 울퉁불퉁하고 전립선 내의 화상이 불균일성을 나타내는 일이 많다.

■비대증과 암은 전립선의 생검을 실시하여 조직을 현미경으로 조사함으로써 최종적으로 감별된다.

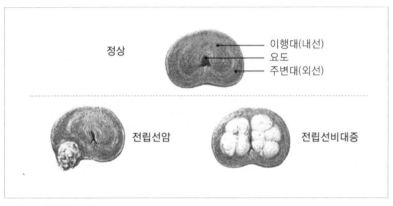

정상
이행대(내선)
요도
주변대(외선)

전립선암

전립선비대증

그림 4. 전립선 단면도

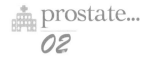
전립선비대증의 원인과 증상

　건강보험연합회와 건강보험공단의 통계 자료에 의하면 우리나라에서
도 10년 전에 비해 전립선비대증으로 진료를 받은 환자의 수가 4~6배
늘어났다고 한다. 그 원인으로 인구의 고령화와 식생활의 서구화를 드는
사람들이 많다.

　전립선비대증의 원인은 아직 명확히 규명되지 않고 있다. 그러나 두 가
지 사실은 확실하다. 전립선의 크기는 나이가 들수록 커진다는 것과, 전
립선비대증이 생기는 원인은 남성 호르몬 때문이라는 것이다. 그러나 한
의학에서는 최초 전립선 염증이 발생하고 이 염증이 신진대사 되는 것이
전립선 비대에 대사되어 경락이 일어나 비대증을 유발한다고 보고 있다.

　이러한 사실에는 여러 가지 증거가 있다. 사춘기 이전에 고환을 제거한 내시나 선천적으로 고환이 없는 사람은 전립선비대증이 생기지 않는다. 전립선비대증의 크기와 혈액 내 남성 호르몬과 에스트로겐은 상관관계가 있으며, 이미 생긴 전립선비대증도 남성 호르몬을 차단하면 비대해진 전립선을 어느 정도 줄일 수 있기 때문이다.

그러나 인체 기관 중에서 호르몬의 영향을 받는 다른 장기는 나이가 들어도 커지지 않는다는 점, 인간과 개 이외의 동물에는 전립선비대증이 없다는 점 등으로 인해 남성 호르몬과 전립선비대증의 상관관계를 단정 짓는 것은 무리가 있다. 따라서 전립선비대증에 대해서는 나이와 남성 호르몬 이외에도 다른 내분비 호르몬이나 전립선의 성장 인자 등 여러 가지의 다양한 원인들이 연구되고 있다.

그러나 이제까지 밝혀진 사실에 따르면 전립선비대증의 가장 큰 유발 인자는 연령 증가로 인한 노화와 남성 호르몬의 분비 저하이다. 인체가 노화되면 키가 작아질 뿐만 아니라 남성의 성기도 작아지는 것으로 알려져 있는데, 전립선은 예외적으로 노화와 함께 세포의 증식이 일어나서 오히려 비대하게 된다.

남자아이가 태어날 때의 전립선은 고작 완두콩 정도의 크기로 찾아보기도 힘들지만, 사춘기 이후 남자로서의 역할을 하게 되면서 커지기 시작해 사춘기 때부터 20대 후반까지는 1년에 1.6g씩 성장해 빠른 속도로 성인의 크기에 도달한다. 30대부터는 성장이 크게 더뎌져 1년에 0.4g씩 증가한다.

20~30대에는 밤톨 크기(20mg) 정도였던 전립선은 50대가 되면 전립선 내부부터 비대해지게 되는데, 이는 세포의 증식에 의해 크기가 커지는

노화 과정이다. 이때는 전립선의 외형이 커지기보다는 안팎으로 크기가 늘어나는 것이다. 비대해진 전립선으로 인해 방광과 연결된 내요도구가 막히고, 좀 더 커지면 전립선이 외요도구와 요도까지 압박하게 된다. 소변에 이상을 초래하는 것이다.

전립선의 크기가 커져도 문제를 초래하지 않는다면 전립선비대증이라고 하지 않는다. 전립선의 비대로 인해 방광 하부 막힘 증상이나 방광 자극 증상, 배뇨 장애가 생기는 것이 전립선비대증이다. 사실 정확한 의학용어로 말하자면 비대보다는 증식이 맞는 말일 것이다. 비대란 세포의 수는 늘지 않고 크기만 커진 상태지만, 증식은 세포의 수와 크기가 함께 늘어난 상태이기 때문이다.

겨울이 되면 병원을 찾는 전립선비대증 환자의 수가 여름의 세 배쯤으

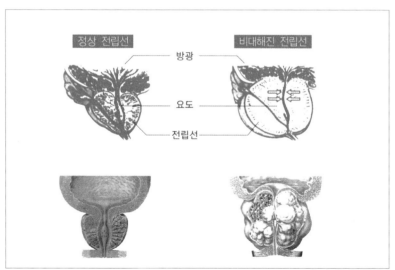

그림 5. 정상 및 비대해진 전립선

로 늘어난다. 겨울은 전립선비대증 환자들에게 시련의 계절이기에 더욱 특별한 건강관리가 필요한 계절이다.

날씨가 추워지면서 전립선비대증의 증상이 심해지고 급성 요폐가 증가한다. 추워지면서 평소 배뇨 기능이 좋지 않은 전립선비대증 환자의 골반 근육과 전립선 부위의 요도 근육이 긴장하고 이완 작용이 제대로 되지 않기 때문이다.

또 땀으로 수분을 많이 배출하는 여름에 비해 겨울에는 땀을 덜 흘리게 된다. 땀으로 빠져나가는 수분이 줄어들면서 소변의 양이 늘어나 쉽게 방광에 소변이 차는 것도 증상 악화의 원인이 된다. 소변의 양은 늘어나는데 방광이 이를 처리하지 못해 더 힘들어지는 것이다.

특히 나이가 들어 전신 면역 기능이 저하된 사람은 감기에 잘 걸리고 감기약을 자주 먹게 된다. 감기약에는 항히스타민제와 교감 신경 흥분제

표 2. 전립선비대에서 신부전이 되는 과정

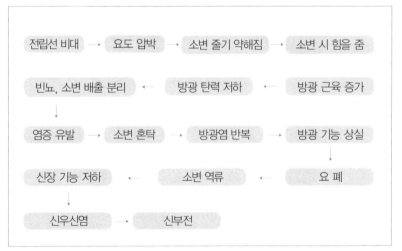

가 섞여 있다. 이 두 가지 약물은 소변이 나오는 방광 입구와 전립선을 둘러싸고 있는 요도의 평활근을 수축시켜 좁게 만든다. 그리고 방광의 배뇨기능을 약화시켜 급성 요폐를 초래한다.

전립선비대증으로 소변을 보지 못하면 생명이 위험한 경우도 있다. 전립선에 의한 요폐는 방광과 음경 사이의 통로가 좁아졌을 때 일어난다. 요도로 불리는 관처럼 생긴 통로는 양성 전립선비대증으로 전립선이 커지면 부분적으로 또는 완전히 폐색되기도 한다. 이는 요도가 음경의 말단으로 가는 도중에 전립선을 통과하기 때문이다. 요도가 부분적으로 막히기 시작했을 때부터 배뇨 장애 증상을 경험하는 사람이 있는가 하면 전혀 증상을 느끼지 못하는 사람도 있다.

전립선비대증 환자가 겨울에 감기가 들어 감기약을 무분별하게 섭취하고, 감기를 없애기 위해 술을 많이 마신 후 잠이 들거나 난방이 잘 되지 않은 장소에서 6시간 이상 있을 경우 급성 요폐에 걸릴 확률이 높다.

따라서 전립선비대증 환자는 감기나 독감에 주의해야 하고, 감기약을 먹을 경우에는 반드시 전문의에게 전립선비대증 환자임을 알리고 항히스타민제나 교감 신경 흥분제가 포함되지 않는 약을 처방받도록 해야 한다.

추운 날씨에 전립선비대증의 악화나 급성 요폐를 예방하기 위해서는 옷을 껴입고 가능하면 따뜻하게 지내는 것이 중요하다. 가정에서는 난방을 하여 따뜻한 환경을 유지하고, 외출할 때는 갑자기 찬바람을 쐬지 말고 미리 가벼운 운동을 해서 몸이 추위에 서서히 적응하도록 하는 것이 좋다.

전립선비대증은 날이 추우면 증상이 더 심해지므로 여름에 치료하는 것이 효과적이다. 날씨가 더울 때 전립선 질환 증상이 발견되면 미리 검진을 받아 겨울철에 질환이 악화되는 것을 예방하고 병을 키우지 않는 것이 올바른 자세다.

prostate...
03

전립선비대증 환자의 현황과 진단

    일반적으로 전립선비대증은 40대 전후 남자들에게 많이 발생하며 우리나라 40대 이상 남성 중 약 30% 정도가 전립선비대증 환자로 분류된다. 증상은 연령이 높아질수록 발병률도 증가하여 60대에서는 60%가, 70대에서는 약 70%가 앓고 있는 만성 질환이다. 나이가 들면서 40대 중반 이후부터 노화 현상으로 서서히 커지게 되면서 전립선비대증이 되는 것이다.

    전립선비대증은 전립선의 상피 평활근 및 결체 조직이 증식되면서 전립선이 커지고 이로 인해 요로를 압박하여 요의 양이 증가하는 질환이다. 인구의 고령화와 식생활의 서구화로 50대 후반이 되면서 남성은 전립선 내부에 비정상적으로 비대성 병변이 발생하기 시작하여 요도가 압박되면서 소변의 배출을 막고 배뇨 곤란, 빈뇨 등의 증상이 나타나게 된다. 이것을 전립선비대증이라 한다.

전립선비대증은 전립선이 크다고 해서 진단하는 것이 아니라 배뇨 장애 등과 같은 증세가 나타날 때를 말하며, 남성 호르몬에 의해서 전립선이 증가하는 것으로 보아 노화와 남성 호르몬을 주요 원인으로 판단한다.

고환이 제거되거나 없는 사람들은 비대증이 나타나지 않지만 나이가 들어 노화로 인해 전립선이나 방광의 탄력이 떨어지면 소변 조절을 정상적으로 할 수 없게 되고 소변이 조금만 차도 요의를 느끼게 되며, 소변이 잘 나오지 않거나 야간에도 수차례 화장실을 가게 된다. 특히 커진 전립선이 요도를 압박하여 소변 배출이 어렵게 되고 줄기가 가늘어지며 약해져서 힘을 주게 된다.

전립선비대증은 빈뇨, 절박뇨 등의 배뇨 장애를 유발하여 장기간 방치하게 되면 방광 및 신장 기능 이상으로 이어지며 심할 경우 요도 폐색을 유발할 수 있다.

전립선비대증의 주요 증상은 배뇨 문제와 관련된다. 초기에는 소변 횟수가 평소보다 증가하며(빈뇨), 취침 중에 일어나 2~3회 화장실을 가게 된다. 중기에는 요도가 좁아져 소변 줄기가 가늘어지고 힘이 없어지는 '세뇨', 소변이 당장 나올 듯하면서 안 나오고 참기가 어려우나 실제 소변을 보려고 하면 나오지 않고 시간이 걸리는 '지연뇨' 등이 나타난다.

중요한 것은 증상이 심해지면 요도가 폐쇄되어 소변을 볼 수 없게 되고, 이 경우 방광이 커져서 원상태로 회복하기가 어려워지며, 동시에 신장 결석, 신부전증 등 합병증으로 신장 기능까지 상실할 수 있어 초기에 치료하지 않으면 안 된다는 점이다.

다음과 같은 증상이 나타나면 전립선비대증으로 진단한다.

소변보는 횟수가 평소보다 잦고 소변 줄기가 약하며 소변 후에도 한 두 방울씩 떨어지며 잔뇨가 나타난다. 동시에 소변을 참기 어렵고 야간에도 자주 소변을 보며 힘을 주어야 배뇨(복압뇨)가 가능하다. 전립선에 문제가 발생하면 나타날 수 있는 기타 증상으로는 신장 기능 저하, 방광 기능 이상이 있으며, 조루와 발기 부전을 유발할 수 있다.

전립선비대증의 한의학적 원인과 치료

전립선비대증은 신장에 침입한 여러 세균에 의해서 발생한 염증이 신진대사 된 것이 다시 전립선에 대사되어 경락이 일어나 발생하게 되는 것이다. 전립선 주변의 혈행 장애, 성기나 생식기 주변의 조직들이 염증으로 인하여 전립선이 비대해지는 경우 또는 소화 기능 저하로 생식기 주변 근육의 영양이 불량해지는 것이 원인이다. 또한 과도한 성생활 및 과로에 따른 진액의 소모, 연령 증가에 따른 남성 호르몬 분비 저하가 또 하나의 원인이다.

기타 원인으로는 유전적 인자, 체질, 동맥경화, 고열량 식습관 등이 있으며, 특히 채식보다는 육식 섭취가 많은 사람들에게 나타나며, 당뇨병, 고혈압이나 심장 질환자에게 많이 나타난다. 동시에 남성 호르몬과 밀접한 관계가 있다는 학설도 있다.

연구에 의하면 신장 기능이 약하면 우리의 신체는 서서히 혈압 또는 혈당이 상승하게 된다. 그래서 당뇨병, 고혈압 환자에게 신장 기능 저하 현상이 나타날 수 있으며 동시에 신장 기능 저하로 전립선 환자가 많이 나타난다. 반대로 신장 기능이 정상으로 유지되면 전립선과 고혈압, 당뇨병이 동시에 정상으로 되는 경우가 많다.

따라서 전립선의 발생 시초는 신장의 염증에서 시작된다고 해도 과언이 아니다. 신장의 염증이 방광 그리고 전립선으로 전이되어 신장의 염증, 방광의 염증, 전립선의 염증 순으로 진행된다.

전립선비대증의 한의학적 치료법을 알아보자.

정상적인 전립선으로 치료하기 위해서는 전립선에 생긴 염증만을 치료하려고 하면 완벽한 치료가 불가능하고 주변 장기, 즉 신장, 방광, 간장, 비장, 위장의 기능을 동시에 치료해야 완치가 가능하다.

시중에 나와 있는 전립선 관련 제품들은 전립선의 염증 치료에만 국한하다 보니 전립선이 재발하고 완벽한 치료가 어렵게 된다. 즉, 당뇨병도 췌장에만 국한하면 당뇨가 치료되지 않은 원리와 같다고 할 수 있다. 당뇨는 오장육부에 문제가 있어 동시에 치료해야 기적의 완치가 일어날 수 있다.

파워샘 K-파워 추출물은 자연에서 자생하는 식물 원료들을 첨단 기법으로 추출하여 농축하고 건조하여 분말화한 것이다. 신장과 방광 기능을 정상화해 주면서 면역 기능을 강화해 주는 숙지황(음을 자양하고 정을 채워주고 수액을 보충하여 신장 기능 보강), 산수유(간장, 신장에 영양을 공급하고 정액의 유출을 막고 땀을 그치게 함), 백복령(수액 대사를 원활하게 하여 소변을 잘 나가게 함), 산약, 복분자 등 자연에서 자생하는 식물 원료들로 잘 배합되어 신장, 방광, 전립선에 생긴 만성 염증 등을 해소하는 데 도움을 준다. 동시에 전립선비대증 증세도 완화한다.

특허 등록에서 표현한 바와 같이 동물 실험에 의하면 파워샘 K-파워 추출물은 전립선비대증을 완화할 뿐만 아니라 염증 해소에도 대단히 효과가 있다는 것을 확인하였다.

동물 실험에서는 대조군(정상 쥐, 생리 식염수 투여군)과 전립선비대증에 감염된 실험군 쥐, 곧 각 10마리의 웅성(수컷) 마우스에 파워샘 K-파워 추출물을 회당 300mg/kg씩 4주간 1일 2회 경구 투여한 후 비교 실험을 하였다. 그 결과 파워샘 K-파워 추출물 비투여군에서는 전립선의 무게가 약 2.3배 증가하였다.

그러나 실험군 쥐의 전립선 무게는 최소 95.3% 감소하였으며, 전립선 조직 내상피 세포의 과형성도 역시 현저히 완화되었다. 동시에 전립선비대증의 원인 물질인 디하이드로테스토스테론(Dihydrotestosterone)은 혈청 중에서는 63.8% 감소하였고, 전립선 내에서는 65.4% 감소하였다.

따라서 전립선비대증과 전립선 염증이 상당히 개선되었다. 동시에 여성의 자궁 염증 및 요실금에도 탁월한 개선 효과가 나타났다.

특히 파워샘 K-파워 추출물은 신장과 방광, 비장과 간장을 보호하고(산약, 백봉령, 숙지황 등), 동시에 기본으로 소변 기능을 개선하며(복분자, 오미자), 천연 항생제인 백복령 등 수십여 가지가 과학적으로 배합

되었으며, 체질에 관계없이 누구나 섭취가 가능하다.

특히 중요한 사실은 비대증은 오랜 시간 습관적으로 비대해진 것이므로 신경 치료를 동시에 해야 한다는 점이다. 전립선 환자들은 소변이 시원하게 배출되지 않아서 항상 소변을 보기 전에 신경이 예민해져 있다. 화장실에서 물 내리는 소리가 나야 소변을 보는 잘못된 신경 형성과 습관을 가지고 있으므로 이 습관을 고치는 것 역시 대단히 중요하다. 따라서 K-파워 추출물이 예민한 신경을 완화하는 작용을 해 개선 효과를 더 빠르게 한다.

prostate...
05

화장실 위치부터 챙긴다

전립선비대증을 쉽게 이해하려면 목욕탕의 배수구를 생각하면 된다. 하수구에 머리카락 등 이물질이 끼면 배수가 잘 안 되는 것처럼 비대해진 전립선이 요도를 압박해 좁게 만드는 탓에 소변 배출이 시원하게 되지 않는 것이다.

전립선비대증은 본인이 증세를 느끼기 시작할 때쯤이면 병이 이미 꽤 진행된 경우가 대부분이기 때문에 '침묵의 병'으로 불린다. 전립선비대증은 전립선이 커질수록 증상이 심해지며, 소변이 나오는 요도를 압박해 배뇨 장애를 일으키기 때문에 3대 주요 증상으로 야뇨, 빈뇨, 잔뇨가 나타난다.

낮에는 비록 10번 정도 화장실에 간다 해도 참을 만하지만, 야뇨 증

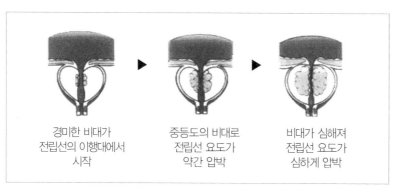

경미한 비대가　　　　중등도의 비대로　　　　비대가 심해져
전립선의 이행대에서　　전립선 요도가　　　　　전립선 요도가
시작　　　　　　　　　약간 압박　　　　　　　심하게 압박

그림 6. 전립선비대증의 진행 단계

상으로 밤중에 몇 번씩 화장실에 가야 한다는 것은 여간 고통스러운 일
이 아니다. 건강한 성인의 하루 소변량은 보통 1~2L이며, 1회 소변량은
300mL 안팎이다. 그러나 잔뇨가 있으면 1회 배뇨량이 감소하여 배뇨 횟
수가 잦아지는 빈뇨가 된다.

　1회의 배뇨로 소변이 모두 배설되지 않고 일부가 방광에 남아 있는 상
태를 잔뇨라고 한다. 욕조의 물을 뺄 때 물을 다 빼지 않고 마개를 막아
버린 상태에서 다시 욕조를 채우면 물은 금세 차오르게 된다.

　잔뇨도 마찬가지다. 전립선이 비대해지면 소변이 다 배출되지 않고 마
개를 막아버리기 때문에 소변이 방광에 고이게 된다. 잔뇨가 있으면 신장
에 소변이 고이는 수신증이나 요로 감염을 일으키기 쉽다.

　전립선비대증의 합병증으로는 혈뇨, 신우염, 방광염, 결석 생성, 허리
통증 등이 있다. 전립선비대증이 있는 사람은 소변 문제로 대중교통 이용
을 꺼리게 되고, 자연스럽게 외출도 줄어든다. 외출을 한다 해도 화장실
위치를 먼저 확인하는 것이 습관이 될 정도로 일상생활에 불편을 많이 느

끼게 된다.

전립선비대증은 내버려두면 점점 정도가 심해져 소변을 보려는 욕구가 생길 때 바로 화장실에 가지 않으면 오줌을 지리게 되기까지 한다. 비대가 계속되어 후부 요도가 압박되면 소변통과 배뇨 장애가 생기는데, 그 경과는 3단계로 나눌 수 있다.

전립선비대증 경과 1단계로서 전립선비대증이 아주 가벼운 상태의 초기 또는 자극기에는 소변 횟수가 평상시보다 늘어나며 잠을 자다가 2~3회 정도 일어나 소변을 보게 된다. 조금 진행되면 소변이 금방 나올 것 같지만 안 나오고 또 참지 못하게 되면서 소변을 볼 때까지 시간이 걸려 배뇨 시간이 길어진다. 이전보다 소변 줄기가 가늘고 소변을 볼 때 힘이 들게 된다. 경우에 따라 하복부나 회음부가 불편할 수 있고, 중압감, 하복부의 긴장감, 발기 부전과 조루증 같은 성기능 장애 등이 일어난다. 이런 증상은 차를 오래 타거나 과로와 과음을 하거나 과도한 성생활 등을 하면 갑자기 악화되기도 하여 빈뇨와 지연뇨, 세뇨가 심하게 나타나기도 한다. 빈뇨는 소변이 자주 마려운 것인데, 특히 자다가 1~2회 이상 일어나 소변을 보는 야간 빈뇨가 생긴다. 소변을 볼 때 금방 나오지 않고 뜸을 들여야 나오는 것이 지연뇨이며, 소변 줄기가 힘차지 못하고 점차 가늘어지고 아랫배에 힘을 주어야 소변이 나오거나 중간에 끊기는 것이 세뇨다.

전립선비대증 경과 2단계는 배뇨 후 잔뇨감을 느끼게 되므로 잔뇨기라고도 한다. 소변을 본 뒤 얼마 안 되어 다시 요의를 느끼거나, 소변을 보아도 개운치 않고 심할 경우 소변이 방울방울 떨어진다. 차츰 야간에 소변을 보는 횟수가 늘면서 잠을 설치게 되고 일상생활에도 많은 지장을 초래한다. 장거리를 가게 되면 항상 소변 때문에 불안하고 소변을 지리는 경우도 있다. 초기에 보였던 자극 증상 및 배뇨 증상이 심해지고 과로와 음주, 성교 등으로 전립선부의 충혈이나 부종을 일으켜 소변이 한 방울도 안 나와 응급실을 찾는 경우도 생긴다.

전립선비대증 경과 3단계에서는 잔뇨량이 증가하여 방광의 배뇨력이 더욱 약해진다. 방광은 늘어나고 이차적으로 방광 내의 압력이 상승하여 소변이 거꾸로 신장으로 역류하는 현상이 나타나는데, 이로 인해 신장이 늘어나 수신증(소변이 정상적으로 흐르는 요로계가 막혀 한쪽 또는 양쪽의 신장에 영향을 미침)을 일으킨다.

증상이 더 심해지면 요도가 폐색되는 요폐가 발생한다. 방광이 과도하게 늘어나서 방광 기능 회복이 불가능할 지경에 이르며, 신장 기능까지 상실되는 경우도 있다.

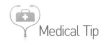
Medical Tip

전립선 비대증 증상 점수표

증 상	전혀 없다	5회 중 1회	2~5회 중 1회	2회 중 1회	1~2회 중 1회	거의 매번
소변을 본 후에도 소변이 방광에 남아 있는 것같이 느끼는 경우가 얼마나 자주 있었는가?						
소변을 본 후 2시간 이내에 다시 소변을 본 경우가 얼마나 자주 있었는가?						
소변을 볼 때에 소변이 멈추었다가 다시 시작되는 경우가 얼마나 자주 있었는가?						
소변이 마려울 때 참기 어려운 경우가 얼마나 자주 있었는가?						
소변 줄기가 약해지거나 가늘어진 경우가 얼마나 자주 있었는가?						
소변을 볼 때 힘을 줘야 하거나 기다려야 하는 경우가 얼마나 자주 있었는가?						
밤에 잠을 자는 동안 소변을 보려고 몇 번이나 잠을 깨는가?						

전립선 비대증은 기본적으로 자가 진단이 어렵지만 다른 질환이 그렇듯 병은 어떤 형태로든 말을 한다. 전조 증상이 전혀 없지는 않다는 뜻이다. 지난 한 달 동안 위의 7가지 증상을 얼마나 많이 느꼈는지 점수를 매겨보자.

> ▶ 항목별 배점
> 전혀 없다 0점   5회 중 1회 1점   2~5회 중 1회 2점
> 2회 중 1회 3점   1~2회 중 1회 4점   거의 매번 5점

※ 7개 항목을 합산한 점수가 0~7점이면 정상이거나 가벼운 정도, 8~19점은 중등도의 증세에 해당하며, 20~35점은 중증이라고 분류한다. 증세가 중등도 이상이면 당장 병원을 찾아 원인 질환을 확인하고 치료를 받아야 한다.

prostate...
06

전립선 비대증 진단 및 검사 12가지

　전립선비대증은 복잡한 과거를 거치며 진행되는 병이므로 진단 과정도 복잡하다. 전립선비대증을 진단하는 과정에서 고려해야 할 점은 다음과 같다. 먼저 전립선 비대의 정도를 살피고 전립선 비대로 인한 배뇨 증상, 전립선 비대로 인한 요도의 폐색 정도, 방광 배뇨근의 불안정성 등을 차례로 살펴야 한다.

　전립선비대증의 진단 방법은 다음과 같다.

　먼저 증상 청취로, 전립선 질환에서 나타나는 배뇨와 관련된 증상을 듣는다. 가장 먼저 나타나는 증상인 세뇨와 야간뇨를 중심으로 빈뇨, 잔뇨감의 정도를 파악하고, 하복부에 통증이 있는지도 묻는다. 대부분의 경우 증상만 들어도 전립선으로 인한 증상인지, 다른 질환으로 인한 것인

전립선을 잡는 파워샘 109

지 구별된다.

증상 점수표를 통해 확인한다. 세계보건기구에서는 국제적으로 통일된 증상 점수표를 만들었는데, 이 표를 이용하면 자신의 전립선 증상이 어느 정도인지 파악할 수 있다. 환자 본인이 직접 체크하고 점수를 더하면 되는데, 점수가 높을수록 전립선 증세가 심한 것을 의미한다. 이 표는 완벽하지는 않아도 사용하기 쉽고 객관적인 평가가 가능하다는 장점이 있어 많은 병원에서 사용하고 있다.

다음은 진찰이다. 아랫배가 부어 있는 경우는 소변을 보지 못해 방광이 늘어지는 경우이다. 고환에 염증이 생겨서 붓는 경우도 있다.

직장 수지 검사는 전립선비대증 진단에서 가장 중요한 검사이다. 고무장갑을 손에 끼고 오른손의 검지를 항문에 넣어서 전립선을 만지는 검사이다. 전립선의 크기, 단단한 정도, 전립선암의 유무를 진단한다. 항문 괄약근의 수축 정도를 측정하는 것도 중요하다.

전립선비대증은 전립선의 크기가 호두 이상으로 커져서 작은 귤이나 중간 정도 크기의 귤만큼 커져 있는 것이다. 표면은 일반적으로 부드럽거나 약간 탄력성이 있는 정도이고 좌우 대칭이다. 대부분의 경우 통증은 약한데, 심한 통증이 있으면 염증이 있다는 증거이다. 전립선 표면에서 결절이 만져지는 경우는 만성 전립선염, 전립선 결핵, 전립선 결석, 전립선암 등을 의심해야 한다.

전립선비대증은 전립선의 중간 부위가 커지므로 전립선의 후면만 만지는 직장 수지 검사는 정확도가 떨어지지만, 전립선암의 진단에는 매우 유용하다.

요검사는 가장 기본적이며 중요한 검사이다. 일반적으로 요검사에서는 전반적인 신체의 중요 질병이 발견되는데, 요 비중, 요 산성도, 적혈구, 백혈구, 당뇨, 우로빌리노겐 등이 측정된다. 소변을 원심분리해서 현미경으로 관찰하면 적혈구와 백혈구 등의 수를 측정할 수 있다. 백혈구가 증가하면 요도염이나 방광염, 신장염이 있다는 것을 의미하고, 적혈구가 나오면 신장암, 방광암 등이 있는지 검사한다.

전립선 특이 항원(PSA)은 전립선비대증이 심할수록 PSA 수치가 올라간다. PSA 수치만으로는 전립선비대증 진단에 도움이 되지 않지만, 전립선비대증에 동반된 전립선암을 찾아내는 데 매우 중요하다. PSA 수치가 4~8ng/mL이면 2주 후 재측정하거나 전립선 조직 검사를 하는 것이 좋다.

신장 기능 혈액 검사는 전립선비대증이 심해 잔뇨가 증가하고 요폐가되어 신장 기능이 떨어지는 경우에 시행한다. 신장 기능은 혈액 내 요소질소와 크레아티닌 수치를 측정해 판단할 수 있다. 만약 신장 기능이 떨어져 있고 수신증이 있으면 소변 줄을 끼워서 1~2주 후에 다시 신장 기능검사를 해서 정상으로 돌아오는지 확인해야 한다.

요속 검사(Uroflowmetry)는 진단 과정의 일부로 시행할 수도 있고, 치료 중이나 치료 후 어느 때라도 할 수 있다. 컴퓨터가 연결된 기계에 소변을 보면 자동으로 소변의 양과 속도가 측정되기 때문에 매우 간편한반면, 소변의 양이 적을 때는 신빙성이 떨어진다. 따라서 가급적 소변의양이 150~200mL 이상이 되도록 소변을 참았다가 검사하는 것이 좋다.

검사 결과를 판독할 때는 최대 속도가 중요하고 전체적인 모양이 완만한 산봉우리처럼 나타나면 좋다. 그러나 소변이 중간에 끊기거나 약해져서 산봉우리 부분이 울퉁불퉁해지면 그만큼 증상이 심하다는 것을 의미한다. 최대 속도가 15mL/sec 이상이면 비교적 좋은 것으로 판단하고, 10mL/sec 이하이면 비대로 인한 폐쇄가 심한 것으로 판단하여 적극적인 치료가 필요하다.

잔뇨 측정 검사도 필요하다. 잔뇨는 전립선비대증이 심할 때 생기는 합병증의 원인이 되기 때문에 매우 중요하다. 정상인에게는 잔뇨가 거의 남지 않지만 비대증이 심할수록 잔뇨가 증가한다. 과거에는 잔뇨를 측정하려면 도뇨관을 요도에 삽입하여 측정해야 했으므로 매우 불편했지만, 요즘에는 초음파로 쉽게 측정이 가능하다. 치료를 하면서 잔뇨를 측정하여 잔뇨가 감소되는 것을 보는 것이 치료 효과 판정에 도움이 된다.

경직장 초음파 검사(TRUS)를 할 때에는 복부의 피부를 통하여 전립선의 크기를 측정하는 초음파 기계도 있지만, 직장에 초음파 봉을 삽입하여 전립선의 크기를 측정하면 정확한 측정치가 나올 수 있다. 전립선은 호두처럼 원형으로 생겼기 때문에 가로, 세로, 높이를 잰 다음 0.523을 곱하면 전립선의 부피가 계산된다.

초음파 봉은 젤리를 바르고 콘돔을 끼워서 사용하므로 위생상 안전하며, 항문에서 3cm 정도만 들어가므로 통증도 심하지 않다. 그러나 치질 수술을 받아 항문 협착이 있는 경우는 초음파 봉이 삽입되지 않아 측정이 불가능한 경우도 있다. 전립선의 크기가 20mg이면 정상이지만 비대증이 있는 경우는 30~100mg 정도로 커지고, 그 이상인 경우도 있다.

경직장 초음파 검사는 매우 정밀해서 전립선비대증으로 커진 부위가 정확히 보이며, 한 화면에서 정상적인 전립선과 비대된 전립선이 구분되어 찍히는 경우가 많다. 이 외에도 전립선 결석이 잘 관찰되고 정낭의 촬영에도 많은 도움이 된다.

오류 역학 검사는 주로 방광 기능을 측정하는 데 이용된다. 검사가 복잡하여 꼭 필요한 경우에만 시행한다. 당뇨나 신경인성 방광이 있는 경우 방광의 수축력이나 요도의 압력을 측정하여 수술로 치료가 가능한지 결정하는 데 도움이 된다.

방광경 검사는 요도에 볼펜만 한 관을 넣어서 내시경을 보듯이 사진을 찍는 검사이다. 검사할 때 고통이 심해서 꼭 필요한 경우, 가령 혈뇨가 심하여 방광암이 의심되거나 방광 결석이 의심되는 경우에 시행한다. 방광암이 방광 경부에 있을 때는 증상이 전립선비대증과 비슷하기 때문에 방광경을 통하여 진단하는 것이 중요하다. 특히 방광암은 진행 속도가 빨라서 조기 진단하는 것이 매우 중요하다.

모두 겪고 있지만 전부 아닌 척

평생 동안 소변과 정액을 보관하고 배출하느라 바쁘게 움직이면서도 별 문제를 일으키지 않는 것은 신체가 지니고 있는 신비스러운 생체 자정 능력 때문이다.

그러나 자정 능력도 한계가 있기 마련이다. 무엇보다 전립선과 요도가 감당하기 어려운 것은 세월이다. 몸은 노화되어 자정 능력이 떨어져가는 반면, 감당해야 할 노폐물의 농도나 양은 늘어만 간다.

전립선 질환 가운데서도 전립선 비대는 호르몬의 작용과 관계가 깊다. 장기간 사정이나 성행위를 하지 않을 경우 전립선은 배출되지 못한 정액으로 비대해진다. 이를 울혈성 전립선염이라 하는데, 진찰할 때 가벼운 촉진으로 전립선 분비액을 배출시키기도 한다. 울혈성 전립선염이 되면 대변을 볼 때 하얀 분비액이 요도로 나올 수 있으며, 부수적으로 골반부의 불편한 증상을 초래할 수도 있다.

남자가 나이가 들면서 전립선이 비대해지는 것은 자연스럽다고 할 만큼 흔히 일어나는 현상이다. 그런데도 전립선 질환에 걸리면 남이 알까 봐 두려워하고, 심지어 아내에게도 비밀로 하려고 하며 아내와의 잠자리를 피하는 경우가 많다.

고혈압이나 당뇨병에 걸리면 음식을 조절하고 적당한 운동을 해야 하듯이 전립선비대증도 식이 요법과 운동이 필요하다.

전립선비대증 환자는 요도를 수축시키는 역할을 하는 술이나 커피 등을 삼가고, 하체를 따뜻하게 유지해야 하며 요의를 참지 말아야 한다. 특히 술과 카페인은 방광을 자극하고 신장 기능을 저하시키며, 담배 속 니코틴은 온몸의 혈관을 수축시킨다.

그래서 전립선으로 가는 미세 혈관이 수축하면, 전립선에 혈액이 공급되지 않아 단단하게 굳는다. 전립선을 건강하게 하기 위해서 동시에 따뜻한 물로 반신욕이나 좌욕을 하면 혈액 순환이 활발해지고 전립선이 부드럽게 풀어질 수 있다.

실제로 전립선비대증이 있는 실험군에게 매일 3주간 좌욕을 하게 한 결과 65%에서 증상이 호전됨을 확인했다. 반대로 전립선에 좋지 않은 콜레스테롤과 단백질 함량이 높은 음식도 피해야 한다. 육류보다는 채소, 콩, 녹차 등을 즐겨 먹어 비타민과 미네랄을 충분히 공급하면 전립선 질환의 예방에 많은 도움이 된다.

오후 7시 이후에는 수분이 많은 음식이나 술을 자제하고, 낮 동안 가벼운 운동으로 땀을 흘리는 것도 야간 빈뇨를 막는 데 도움이 된다. 장시간 앉아서 업무를 보는 직장인이라면 골반 근육을 위한 하체 운동을 하고 휴식을 취해야 한다.

남성 요실금도 전립선비대증으로 생기는 대표적인 증상이다. 최근 5년간 국내 남성 요실금 환자는 약 27%나 늘어난 것으로 조사됐다. 나이가 들어 요실금이 지속되면 야외 활동이 부담스럽고 위축되기 쉽다.

요실금은 생명을 위협하는 중대한 질병은 아니지만, 중년 이후 삶의 질을 크게 떨어뜨리는 원인이 되므로 적극적으로 관리하는 것이 좋다. 요실금 증상의 개선을 위해서는 남성 성기능 개선을 위한 괄약근 운동과 골반 저근의 근력 운동을 강화하는 것이 도움이 된다.

아울러 천연 재료인 황기, 당삼, 당귀, 복분자 등으로 구성된 K-파워 추출물을 함께 섭취하면 좋다. K-파워 추출물은 남성 요실금 외에 여성 요실금에도 탁월한 개선 효과가 있다. 특히 우리의 신체는 나이가 먹으면서 약해진 하체의 기(氣)를 강하게 하면 요실금과 같은 증상이 사라지면서 성기능 개선에도 크게 도움이 된다.

prostate...
08

전립선암에 대한 몇 가지 오해

　잘못된 건강 상식은 환자를 위험으로 몰아넣는다. 따라서 주변에 나
도는 건강 상식들에 대해 귀를 세우고 듣거나 여기에 따라 임의로 치료
방법을 변경하면 오히려 큰 낭패를 당할 수 있음을 유의해야 한다.

　전립선염도 마찬가지다. 잘못 알려진 예를 몇 가지 살펴보려고 한다.
먼저 전립선염이 오래되면 전립선암이 된다는 이야기는 무지한 견해다.

　전립선염과 암은 무관하다. 아마도 간염이 오래되면 간암이 되는 것과
같은 원리로 생각하는 것 같다. 그러나 젊은 나이에는 전립선염이 많고
나이가 들면 전립선암이 많아지는 것일 뿐, 전립선염이 전립선암으로 바뀌
는 것은 아니다.

　전립선비대증이 심해지면 전립선암이 되는 것도 아니다. 전립선비대증

수술을 하면 일부에서 전립선암이 발견되는 경우가 있다. 암세포가 커져 요도를 막게 되면 전립선비대증과 유사한 증상이 나타나지만 이 둘은 서로 전혀 다른 별개의 질환이다. 전립선암은 정상 세포가 돌연변이를 일으켜 독자적으로 발생하는 것으로, 나이가 들어 전립선 조직이 과다 증식하는 전립선비대증과는 관계가 없다. 하지만 전립선비대증과 전립선암이 비슷한 요소에 의해 발생한다는 점에서 좀 더 연구가 필요하다.

PSA 수치가 높으면 전립선암이 된다는 이야기도 사실이 아니다. PSA 수치가 4ng/mL를 넘어가면 전립선암일 가능성이 크다. 하지만 PSA는 전립선암 세포뿐만 아니라 전립선염, 급성 요폐, 전립선 마사지에 의해서도 수치가 상승될 수 있으며, PSA 수치가 높아도 조직 검사를 하면 암이 없는 경우도 많다.

전립선암에 걸리면 1년 이상 살기 힘들다는 이야기는 황당하기조차 하다. 결코 그렇지 않다. 조기에 발견하면 80%가 완치되며, 진행이 느려 10년 이상 사는 사람도 많다.

전립선암 수술을 받으면 성관계를 못 한다고 여기는 사람이 많다. 그래서 수술을 하면 성관계를 할 수 없다는 생각 때문에 망설이는 경우가 많다. 물론 과거에는 수술 기법이나 장비가 발달하지 않아 수술 후 발기 부전이 많이 발생했다. 그러나 최근에는 수술 후 발기 부전율이 크게 떨어졌고 설령 발기 부전이 되더라도 다양한 치료법이 나와 있다. 전립선암이 신경계에 퍼지지 않았으면 신경 보존 수술로 발기력이 유지된다.

수술을 받으면 정상적인 배뇨를 할 수 없다고 여기는 것도 사실이 아니다. 전립선이 없어져도 방광과 요로 괄약근만 보존되면 배뇨 활동에는 지장이 없다.

　음주·흡연량이 많으면 전립선암이 생기는 것도 아니다. 많은 역학 조사가 있었지만 전립선암과의 상관관계는 현재까지 명확하게 밝혀지지 않았다.

　정관 수술과 성병이 전립선암과 관계가 있다고 여기는 이야기도 낭설로 판명됐다. 몇몇 연구에서 1.5~1.6배의 증가가 보고되었지만 미국 국립보건연구원에서는 인정하지 않았다. 정관 수술은 전립선암과 관계가 없고, 성병 역시 연관성이 거의 없는 것으로 알려져 있다.

　의학은 바른 정보와 바른 진단이 무엇보다 중요하다. 주치의의 판단을 존중하고 '~하더라' 하는 이야기에 귀 기울이는 일이 없었으면 좋겠다.

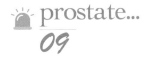

전립선비대증, 치료 시기가 무엇보다 중요

전립선비대증은 치명적인 질환이 아니지만 야간뇨, 잔뇨, 배뇨 지연 등
의 배뇨 증상이 환자의 일상생활에 지대한 영향을 미치며 매우 큰 괴로움
을 주므로 치료도 배뇨 장애 위주로 이루어진다. 소변이 잘 배출되도록
통로를 넓혀 주는 약물과 전립선의 비대화를 촉진하는 남성 호르몬의 효
과를 억제하는 약물을 투여하면 전립선의 크기를 줄일 수 있다.

치료 방법은 증상의 정도와 전립선 및 방광의 상태, 증상의 정도, 나
이 등 환자의 상태나 합병증의 유무에 따라 그때그때 가장 적절한 방법을
선택한다.

전립선비대증의 치료 방법에는 크게 약물 요법과 수술 요법이 있다.
그리고 치료하기 전에 관찰을 우선하는 방법도 있다. 전립선비대증의 증

상이 미미하거나 검사 결과 전립선의 크기가 작은 경우는 기다리는 것도 방법이다.

관찰 요법은 1년마다 한 번씩 검사를 하면서 전립선비대증이 진행되는지 관찰하는 것이다. 5~10년간 주기적으로 관찰한 결과, 전립선의 크기가 25~30mg에서 정지되는 경우가 많다. 이런 경우는 굳이 치료를 하지 않아도 평생 생활하는 데 불편이 없는 수준이다.

최근에는 수술 요법보다 덜 위험한 저침습적 치료법들이 개발되고 있다. 과거에는 증상이 심하다 싶으면 수술부터 했지만, 최근에는 효과적인 약제 개발로 약물 치료를 일차적으로 선택하는 추세이다. 수술은 약효가 잘 나타나지 않거나 합병증을 동반한 심한 경우에 한해 실시하므로, 환자 10명 중 7명은 약으로 치료한다고 보면 된다.

약을 섭취하다가 증상이 나아졌다고 환자가 임의로 약을 끊어서는 안 된다. 약을 섭취하고 전립선이 줄어들었다고 해도 방광이 나빠질 수 있으며, 이런 경우 다시 악화될 수밖에 없기 때문이다.

증세가 가벼우면 약물 요법으로 70% 정도 효과를 볼 수 있는데, 고혈압이나 당뇨병 치료제처럼 지속적으로 섭취해야 하기 때문에 약물의 장기 섭취를 꺼리는 남성들이 흔히 민간요법에 매달려 증상을 악화시키기도 한다. 정확한 진단을 받지도 않고 구운 파 가루를 배꼽에 얹으면 소변이 잘 나온다느니 하는, 의학적으로 전혀 검증되지 않은 민간요법에 의지하거나, 의사의 처방도 없이 이뇨제를 구입해서 먹는 경우가 많다. 그런 방법은 일시적으로는 소변량이 증가하여 효과를 볼 수 있을지 모르지만 결국은 병만 키우는 꼴이 되므로 삼가야 한다.

현재 국내에는 2백만 명 이상이 전립선비대증을 갖고 있으며, 이 중 40만 명 정도가 치료가 필요한 전립선비대증으로 보고 있다. 그러나 실제로 치료받는 환자는 4~5만 명에 불과한 것으로 파악된다. 환자들은 자신의 증상을 단순한 노화 현상으로 여겨 치료 시기를 놓치는 경우가 허다하다.

치료 시기를 놓쳐 전립선비대증을 장기간 방치하게 되면 방광과 신장 기능이 손상될 수 있고 심하면 요독증 같은 치명적인 합병증까지 불러오는 위험천만한 결과가 따라올 수 있다.

자칫하면 소변을 아주 못 볼 수 있으며, 심하면 방광이 과다 팽창돼 방광 기능의 회복이 불가능해질 수 있으므로 조기에 적절한 치료를 받는 것이 중요하다. 조사에 의하면 현재 전립선 환자의 치료 나이를 보면 소수의 60대 이후에서부터 70대가 지배적이고 심지어 80대에서도 많은 환자들이 치료에 임하고 있어 젊은 시기에 전립선을 관리하는 사고의 전환이 필요하다고 하겠다.

전립선비대증의 치료 목적은 두 가지이다. 첫째는 증상을 호전시키는 것이고, 둘째는 장기적인 합병증을 예방하는 것이다. 치료에 의한 성과는 초기에 얼마나 정확한 진단과 적극적인 치료를 하느냐에 따라서 결정된다. 치료가 늦을수록 치료의 효과는 적을 수밖에 없다.

일단 방광에 병적인 변화가 오게 되면 여간해서는 방광 자극 증상이 없어지지 않는다. 따라서 방광에 변화가 오기 전에 치료를 시작하는 것이 더 편안한 노후를 위한 필수 조건이다.

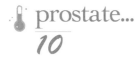

약물 치료로 두 마리 토끼를
잡기는 힘들다

전립선비대증의 약물 치료는 역사가 그리 길지 않다. 대표적인 약제인 피나스테라이드는 1992년 7월, 테라조신은 1993년 11월에 각각 미국 FDA의 공인을 받았다. 그 이후로 약물 치료에 대한 연구가 지속되어 계속 발전하고 있다.

약물 요법은 마취나 수술을 할 수 없는 경우 증상을 호전시키기 위해서나 수술을 할 정도는 아니지만 증상이 심할 때, 또는 수술이 두려워 미루고자 하는데 그 전에 전립선의 크기를 감소시키려 할 때 사용할 수 있다.

약물 요법은 당뇨나 고혈압처럼 장기적으로 약을 섭취해야 한다는 생각으로 접근해야 한다.

약제를 선택할 때는 크게 두 가지 면을 고려해 결정한다. 첫째는 증상의 신속한 개선이고 둘째는 전립선의 크기 축소라는 면이다.

빠른 증상 개선을 위해서는 α교감 신경 차단제를 사용한다. α교감 신경 차단제는 전립선 평활근에 직접 작용하여 배뇨를 원활하게 해준다. α교감 신경 차단제는 약물을 섭취한 후 몇 시간 정도 앉았다 일어설 때 기립성 저혈압이 나타날 수 있기 때문에 주의해야 하고, 처음에는 저녁에 먹는 것이 좋다.

전립선의 크기를 축소하기 위해서는 5α 환원 효소 억제제를 사용한다. 남성 호르몬인 테스토스테론은 5α 환원 효소에 의해 DHT로 변하여 전립선비대증이 생기는데, 5α 환원 효소 억제제는 이 과정을 억제하여 전립선비대증을 예방하고 치료하는 것이다. 실제로 이 약을 3~6개월 정도 섭취하면 전립선의 크기가 줄어든다.

요즘 추세는 α교감 신경 차단제와 5α 환원 효소 억제제를 동시에 섭취하는 것이다.

α1교감 신경 차단제를 살펴보자. 전립선의 평활근은 α1교감 신경에 의해 수축되는데, 이를 차단하면 평활근이 이완되어 소변이 잘 나오게 된다. 여기에 사용되는 약제는 미니프레스, 하이트린, 카두라, 자트랄, 하루날 등이 있다.

앞의 네 가지 약은 α1A, α1B, α1D의 세 가지를 모두 차단하므로 효과가 빠른 반면, 혈관에도 작용하여 혈압이 떨어지는 부작용이 있다. 이약제들은 실제로 혈압 강하제로 사용되고 있어서 고혈압이 있는 환자의 경우에는 더 좋을 수도 있다. 부작용을 줄이기 위해서는 처음에 권장량의 반 정도만 먹다가 차츰 용량을 늘리는 것이 좋다. 최근에 나온 카두라XL과 자트랄XL 등은 약효가 24시간 동안 지속되므로 섭취 초기의 기립성 저혈압이 나타나지 않는다.

하루날의 경우는 α1A와 α1D에만 선택적으로 작용하기 때문에 혈압이 떨어지는 부작용이 적지만 전립선 증상에 대한 효과도 상대적으로 적다. 특히 이 약의 경우 일본에서는 0.4mg까지 사용이 가능하지만, 국내에서는 0.2mg까지만 사용이 가능하다는 점도 효과를 빨리 느끼지 못하는 원인이다. 이 약은 최근 하루날D로 명칭이 바뀌면서 섭취가 쉬워져 물과 같이 섭취할 수도 있고, 그냥 입안에 넣어두면 입안에서 흡수되는 구강붕해정도 출시되어 있다.

5α 환원 효소 억제제를 살펴보자.

전립선 세포는 남성 호르몬을 먹고 사는데, 남성 호르몬인 테스토스테론이 직접적으로 전립선 세포에 작용하는 것은 아니다. 실제로 전립선에 작용하는 것은 DHT라는 물질로, 남성 호르몬인 테스토스테론이 5α 환원 효소의 작용에 의하여 DHT로 변하고, 이 DHT가 전립선 세포에 작용하여 비대증을 만드는 것이다. 따라서 5α 환원 효과 억제제가 5α 환원 효소를 억제하면 DHT의 농도가 떨어져 전립선비대증이 더 진행되지 않고, 비대해진 조직도 축소되는 것이다.

여기에 사용되는 약제에는 프로스카와 아보다트가 있다. 5α 환원 요소는 1형과 2형이 있는데, 프로스카는 2형 5α 환원 요소만 선택적으로 억제하고, 아보다트는 1형과 2형 5α 환원 요소를 모두 억제한다. 이 두 가지 약제의 작용 기전에 따른 차이가 임상적으로 어떤 이점이 있는지에 대해서는 좀 더 연구가 필요할 것이다.

이 약물들을 3~6개월 섭취하고 전립선의 크기를 측정해보면 실제로 전립선의 크기가 줄어든 것을 확인할 수 있다. 그러나 전립선의 크기가 줄어드는 데 시간이 많이 걸리고, 그 사이에 배뇨 증상의 호전이 없어 단독으로 사용하기는 어렵다.

부작용으로 발기력이 떨어지는 문제가 있지만, 남성형 대머리인 경우에는 머리카락이 나기도 한다. 발기력과 성욕의 감퇴는 3~5%에서 나타나는데, 약을 중단하면 다시 회복된다. 이 약을 사용하면 PSA 수치가 떨어진다. 약 50% 정도 떨어지므로 전립선암의 진단에 참고해야 한다.

기타 약물은 방광 자극 증상이 심한 경우 항콜린성 약제, 야간 빈뇨가 심하면 항이뇨호르몬을 사용한다. 이런 약제에는 스파게린, 디트로판, 비유피-4, 미니린 등이 있다.

평상시에 방광에서 소변이 새지 않는 이유는 전립선 내에 있는 평활근이 수축하기 때문이다. 전립선 평활근은 α교감 신경에 의해 수축하는데, 전립선의 평활근에 주로 분포하는 α1교감 신경은 강력한 수축을 하고, 전립선의 혈관에 분포되어 있는 α2교감 신경은 약한 수축을 한다. α1교감 신경은 방광보다는 전립선 쪽에 분포되어 있어 전립선의 수축을 주도하는 것은 α1교감 신경이라고 할 수 있다.

α1교감 신경에는 α1A, α1B, α1D의 세 종류가 있다. 이 중 인체 전립선에는 α1A와 α1D가 많이 분포하고, α1B는 혈관에 많이 분포한다. 따라서 α1교감 신경 차단제를 쓰면 전립선 증상은 좋아지지만, 세 종류의 교감 신경을 모두 차단하므로 혈압이 떨어지는 부작용이 생기게 된다. 반

면에 α1A와 α1D만 선택적으로 차단하는 약물은 혈압을 떨어뜨리는 부작용이 없지만 전립선비대증을 치료하는 효과가 다소 떨어지게 된다.

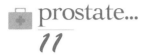

배를 열 것인가, 요도를 통할 것인가

전립선 수술은 주로 전립선비대증으로 합병증이 생긴 경우에 하는데, 급성 요폐, 전립선 폐색에 의한 만성 요폐(잔뇨 300mL 이상), 재발성 요로 감염, 혈뇨, 전립선비대증에 의한 방광 결석, 전립선비대증에 의한 신부전, 거대 방광 게실 등이다. 수술 방법으로는 아랫배를 절개한 후 전립선을 직접 보면서 하는 개복 수술, 요도에 내시경을 넣어 전립선을 전기칼로 긁어내는 경요도 전립선 절제술이 있다.

1930년경부터 시작된 경요도 전립선 절제술은 전립선 수술의 가장 대표적이고 표준적인 시술법으로, 과거에는 전체 전립선 수술의 90% 이상을 차지했다.

최근에는 저침습적 치료법의 발달로 빈도가 약간 줄어들었으나, 여전히 다른 시술법에 비해 여러 가지 장점이 있다. 수술 후 합병증으로는 출혈, 요실금, 요도 협착 등이 있으며, 경요도 전립선 절제술을 할 수 없는 경우에는 개복 수술을 해야 한다.

개복 수술이 적용되는 경우는 전부 개복 수술을 할 수 있다. 방광 게실, 방광 결석 등 개복 수술로 동시에 수술이 가능한 경우나 탈장이 있어 동일 절개선에서 시술이 필요한 경우, 고관절의 이상으로 경요도 전립선 절제술의 수술 자세를 취할 수 없을 때나 요도 협착이 있어 요도로 내시경이 들어가지 않을 때, 그리고 전립선 비대가 심한 경우는 경요도 전립선 절제술보다 개복 수술이 더 효과적이다.

개복 수술은 상치골 전립선 절제술과 후치골 전립선 절제술, 회음부 전립선 절제술로 나눌 수 있다.

회음부 전립선 절제술은 성기능 장애와 요실금의 합병증이 있어 최근에는 거의 시행되지 않는다. 상치골 전립선 절제술의 경우는 방광을 통하여 수술을 하므로 방광에 다른 질병이 있을 때 도움이 되지만, 출혈과 수술 후 요실금의 합병증이 있다. 후치골 전립선 절제술은 지혈이 쉽고 비대한 조직을 모두 제거할 수 있는 반면, 2%에서 방광 경부 협착이 생긴다.

경요도 전립선 절제술은 현재 가장 많이 시행되고 가장 효과가 확실한 방법이다. 수술은 요도를 통해서 하므로 몸에 상처가 생기지 않는다. 마취는 척추 마취를 하는 것이 보통이지만 전신 마취를 하기도 한다.

이 절제술은 요도에 30cm 정도 길이의 내시경을 넣고 전립선을 보면서 내시경 끝에 달린 전기칼을 이용해 전립선 조직을 태우면서 잘라 내는 방법이다. 내시경에 증류수를 흘려 보내면서 수술을 하기 때문에 수술 시간이 길어지면 전해질의 불균형으로 의식을 잃을 수 있으므로 전립선 국제회의에서는 수술 시간이 60분 이내일 경우에 경요도 전립선 절제술을 하는 것으로 의견을 취합한 바 있다.

수술 후 합병증으로는 출혈이 흔하다. 수술 직후에 나타나고 수술 1~2주 후에 수술 부위의 딱지가 떨어지면서 생기기도 한다. 이 외에 요도 협착과 발기 부전, 역행성 사정, 요실금 등의 합병증이 있다.

prostate...
12

몸에 무리가 가지 않는 시술들

최근 수년 사이에 전립선비대증에 대한 수많은 저침습적 치료법이 개발되고 있다. 1~2년 시도되고 없어지는 방법이 있는 반면, 5년 이상 꾸준히 시술되는 방법도 있다. 전립선비대증의 크기를 감소시키는 여러 방법들이 일부에서는 효과가 있고 일부에서는 효과가 미흡하여 재시술을 하는 경우도 많기 때문에 아직은 장기적인 효과를 알기 어렵다.

전립선 요도 스텐트 유치는 비대증으로 막힌 전립선 요도에 관을 넣는 방법이다. 관의 모양은 볼펜의 스프링처럼 생겼는데, 구경이 7~8mm, 길이가 3~4cm 정도로, 요도에 삽입하면 그 구멍을 통해 소변의 배출이 쉬워진다. 그러나 장기적으로는 염증이나 결석이 생겨 요즘은 사용되지 않는다.

전립선 요도 풍선 확장술은 전립선 요도에 작은 풍선 모양의 관을 넣어 요도를 확장하는 방법이다. 시술 초기에는 증상의 개선이 있었으나 시간이 지나면서 효과가 없는 것으로 판명되어 현재는 시술되지 않는다.

튜나(TUNA) 요법은 미국 식품의약안전국(FDA)에서 승인을 받았으며 미국, 유럽, 호주 등지에서 활발히 사용되고 있는 방법이다.

요도를 통해 특수 카테터를 이용하여 가느다란 침을 비대된 전립선 조직에 둔 후 라디오파를 조사한다. 이때 발생하는 100~120도의 고열이 전립선 비대 조직에 응고성 괴사를 일으켜 비대된 전립선 조직을 제거한다. 동시에 전립선에 분포된 신경 수용체가 선택적으로 파괴되어 빈뇨, 잔뇨감, 배뇨 불쾌감 등의 자극 증상을 없애준다. 시간이 경과하면 전립선 용적이 현저하게 줄어들어 수술로 전립선을 절제한 것과 같은 효과를 보인다.

내시경을 통해 직접 눈으로 보면서 조작하기 때문에 원하는 부위를 정확하게 치료할 수 있으며, 각각의 바늘에는 요도를 보호하기 위한 장치가 있어 경요도 전립선 절제술이나 레이저 수술에서 일어날 수 있는 요도 손상이 없다. 따라서 전기칼이나 레이저를 이용한 수술에서 생길 수 있는 발기 부전, 역행성 사정, 요실금 등의 부작용이 거의 일어나지 않는다.

성기능의 유지가 절실한 비교적 젊은 연령층의 비대증 환자나 전신 상태가 좋지 않은 고령의 환자에게 적합한 치료법이라 할 수 있다.

알코올 주입법은 전립선비대증의 비침습적 치료 방법으로는 가장 최근에 개발된 방법이다. 기존의 튜나 요법과 유사하지만 고열을 발생시키는 대신 알코올을 주입하여 비대된 전립선 조직을 파괴하는 방법이다. 국

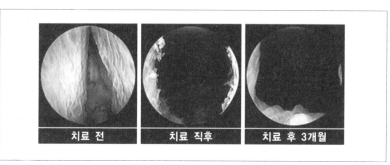

그림 7. KTP 치료 전후 사진

소 마취 후 요도를 통해 삽입한 내시경으로 전립선 부위에 적절한 용량의
알코올을 주입한다.

비대해진 전립선을 파괴하여 크기를 30% 정도 줄일 수 있는데, 약물
로 치료하기에는 너무 커져 있고 수술을 받자니 부담스러운 경우라면 알
코올 주입법을 검토해볼 수 있다.

그러나 요도에 내시경을 삽입하므로 시술 후 요도 유착이나 감염 등
의 부작용이 나타날 수 있다. 치료 후에는 전립선이 붓게 되어 일시적으로
소변을 볼 수 없기 때문에 며칠 동안 요도관을 삽입해야 한다는 것이 가
장 큰 단점이다. 알코올을 정확하게 전립선에 투여하지 못하면 주변의 다
른 기관을 손상시킬 위험도 있다.

이런 문제점을 보완하는 해결책으로 직장을 통해 알코올을 주입하는
방법이 있다. 시술 시간이 2~3분에 불과하고, 항문을 통해 직장까지 내
시경을 삽입해 알코올을 주입하므로 요도로 접근할 때와 달리 부작용이
적은 편이나 사용하는 경우는 많지 않다.

보톡스 주입법은 최근 새롭게 주목받고 있는 치료법이다. 임상 실험

결과에 따르면 전립선비대증 치료제에 반응하지 않거나 수술 요법이 필요한 환자 21명을 대상으로 전립선 크기에 따라 보톡스 주입법을 시술한 결과, 환자의 67% 이상이 전립선 크기가 줄어들고 빈뇨와 야간뇨 등 전립선 증상 지수(IPSS)가 대폭 개선되는 우수한 치료 효과를 거둔 것으로 보고됐다.

전립선비대증 치료를 위한 보톡스 주입법 시술은 특수 바늘을 이용하여 회음부에 주사하기 때문에 바이러스 감염의 우려가 적고 출혈이 없다. 수술이나 마취, 입원을 할 필요가 없기 때문에 심리적·육체적 고통이 적을 뿐만 아니라 시술 당일 바로 일상생활로 복귀가 가능하다는 장점이 있다.

시술 후 일주일 이내로 증상이 호전되기 때문에 약물 치료로 효과를 보지 못한 환자들에게 경요도 절제나 레이저 수술의 대안으로 적당하다. 시술 효과가 6개월에서 1년 정도만 지속되고 비용이 고가라는 단점이 있다.

광 선택 레이저(KTP) 시술이 있다. 전립선비대증을 수술하지 않고 레이저로 치료하는 방법이 갈수록 발전하고 있다. 최근 도입된 광 선택 레이저 치료법은 혈관에만 선택적으로 흡수되는 KTP 레이저 광선으로 주변 조직에는 영향을 주지 않고 소변의 통로를 막고 있는 전립선 조직을 1mm씩 태워서 제거하는 방법이다.

직경 7mm의 가느다란 내시경을 요도를 통해 삽입한 뒤 레이저 광선을 발사해 전립선을 태운다. 2002년 미국 FDA 승인을 받은 후 기존 수술법에 비해 안전하고 탁월한 치료 효과가 입증돼 현재 미국에서 전립선비대증 치료법으로 널리 이용되고 있다.

합병증이 크게 줄고, 괴사한 조직이 며칠에 걸쳐 배출되는 기존 레이저 시술과 달리 바로 조직을 태워 없애기 때문에 하루 만에 효과가 나타난다. 출혈이 없으며, 국소 마취나 정맥 안정제만으로 수술이 가능해 입원이 필요 없고, 시술 시간도 30~40분으로 짧다. 또 12시간 안에 소변 줄을 제거하며 합병증 걱정도 없다.

이 치료법은 전립선약을 섭취했지만 효과를 보지 못한 환자, 출혈이 우려되는 환자나 고혈압, 당뇨, 심장병 환자 등 수술이 위험한 만성 질환자들에게도 시술할 수 있다는 것이 장점이다.

보통 잔뇨가 심하고 아랫배가 소변 시 아프거나 하면 방광염을 의심해야 한다. 방광에 이상이 생기면 소변 횟수가 늘어난다. 이것을 전립선으로 오인할 수 있는데 병원에서 정밀 진단을 받아서 방광염증과 전립선 여부를 확인해야 한다. 상당수 사람들이 전립선으로 오인하는 경우가 많다.

파워샘 K-파워 추출물로 희망을 얻은 사람들

70대 Y 씨는 전립선비대증으로 인해 십여 년간 고통 속에 살아왔다. 병원 통원 치료도 받아보고 하였으나 노령으로 인해 그런 것인지 아니면 당뇨 합병증으로 그런 것인지 차도가 없었다.

그래서 그 원인이 호르몬 작용의 이상으로 생기는 병이므로 규칙적인 생활을 하는 것이 좋겠다고 생각되어 목표를 세우고 꾸준히 실천하면서 육식 생활을 하지 않고 채식 생활과 적당한 운동을 시작했다.

그러면서 주변에서 소개해 준 파워샘 K-파워 추출물을 알게 되어 섭취를 시작했다고 한다. 제조 과정을 상세히 알아보고 또 이를 만든 필자의 경력까지 꼼꼼하게 챙겨서 신뢰할 수 있었기에 이를 먹기 시작했다고 한다.

3개월여 섭취한 결과 소변량이 조금씩 많아졌고 소변 횟수도 줄어들었으며, 지금은 정상인과 비슷한 소변 횟수를 유지하며 생활하고 있어 너무 기쁘다고 했다.

포항에서 회사를 다니는 회사원 K 씨는 오랜 세월을 전립선비대증으로 고생고생 해오다가 주위 아는 사람의 소개로 파워샘 K-파워 추출물을 구입하여 섭취하게 되었다. 처음엔 긴가민가했다고 한다.

그런데 하루하루 섭취해보니 놀랍게도 효과는 100%로 대만족이었다. 회음부 통증 완화는 물론 소변 줄기가 시원해졌다. 그는 이제 파워샘 전도사가 되어 주변 사람들에게 자신의 경험을 나누고 있다.

60대 L 씨는 어느 날부터 소변을 보는 데 힘이 들고, 잠자는 시간에 소변이 마려워 화장실을 몇 번씩이나 드나들게 되었다. 비뇨기과에 들러 초음파 검사를 받은 결과 전립선비대증이라고 판정을 받았다.

당시 회사를 다녔던 L 씨는 이의 처리 방법을 고민하던 중에 수술하면 다시 재발 가능성이 있다고 하고, 약을 먹어도 완치가 어렵다는 말을 들었다.

이에 좋은 약을 찾아 수소문한 끝에 파워샘 K-파워 추출물을 알게 되었고 꾸준히 섭취했다. 그 결과 소변을 원활하게 볼 수 있고 고생한 치질도 완치할 수 있게 되어 정말 감사드린다고 연락을 해왔다.

M 씨는 수년 동안 전립선으로 고생하면서 서울 강남의 유명 병원을 다 다녔다고 한다. 그런데 언제나 상태가 좋아졌다가도 다시 재발하고 해서 포기하였다고 한다.

식당을 운영하는 그로서는 바쁜 점심시간에 카운터를 봐야 하는데 소변이 마려워 도저히 참을 수 없어 자리를 비우곤 했다고 한다.

어느 날, 점심 식사를 위해 거의 매일 식당을 찾아오는 한 박사님이 농담으로 식사비를 계산해야지 왜 자리를 비우냐고 해서 전립선이 있어 자주 화장실을 가야 한다고 대답했다.

그때 그 박사님이 K파워 추출물을 선뜻 추천해 주셨다. 그 말을 믿고 구매를 해서 섭취를 시작했다. 그런데 며칠 되지 않아 바로 호전 반응이 나타났다고 한다. 현재는 전립선 증상을 못 느끼며 살고 있어서, 박사님이 오셔서 식사하고 가실 때면 항상 좋은 제품을 소개해 주셔서 감사하다는 인사를 드린다고 했다.

지금까지 몇 분의 섭취 사례를 소개했다. K파워 추출물은 모두 몸에 좋은 기능을 하는 약초들을 모아 저온으로 오랜 시간 달인 뒤 가루로 만들어 낸 분말이다.

전립선비대증은 치명적인 질환이 아니지만 야간뇨, 잔뇨, 배뇨 지연 등의 배뇨 증상이 환자의 일상생활에 지대한 영향을 미치며 매우 큰 괴로움을 주므로 치료도 배뇨 장애 위주로 이루어진다. 소변이 잘 배출되도록 통로를 넓혀 주는 약물과 전립선의 비대화를 촉진하는 남성 호르몬의 효과를 억제하는 약물을 투여하면 전립선의 크기를 줄일 수 있다.

prostate...

Part 4 전립선암
어렵지 않게 잡는다

덩샤오핑 전 중국 중앙군사위원회 주석, 프랑수아 미테랑 전 프랑스 대통령, 넬슨 만델라 전 남아프리카공화국 대통령, 콜린 파월 전 미국 국무장관, 영화배우 로버트 드니로, 앤드루 그로브 인텔 최고경영자, 모리요시 전 일본 총리. 이들에게는 공통점이 있다. 전립선암을 앓았다는 것이다. 앞의 두 사람은 전립선암 때문에 사망했고, 나머지 사람들은 전립선암 진단을 받은 뒤 수술을 받고 치유됐다.

유명인 중에 유독 전립선암에 걸려 사망했거나 수술을 받은 이들이 많아 '황제의 암'으로 불리기도 하는 전립선암은 중년 남성이 걸리는 주요 전립선 질환 중 하나이다.

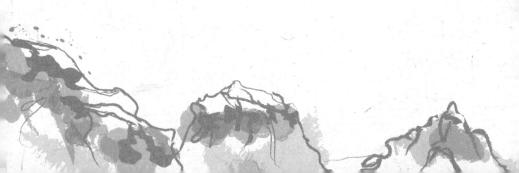

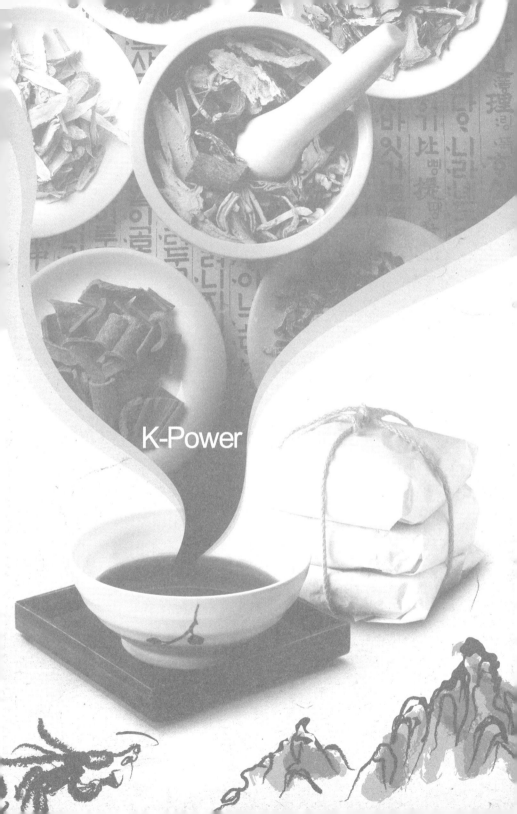

K-Power

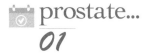

prostate...
01

'황제의 암', 서구적 식습관과 고령화가 원인

덩샤오핑 전 중국 중앙군사위원회 주석, 프랑수아 미테랑 전 프랑스 대통령, 넬슨 만델라 전 남아프리카공화국 대통령, 콜린 파월 전 미국 국무장관, 영화배우 로버트 드니로, 앤드루 그로브 인텔 최고경영자, 모리 요시 전 일본 총리. 이들에게는 공통점이 있다. 전립선암을 앓았다는 것이다. 앞의 두 사람은 전립선암 때문에 사망했고, 나머지 사람들은 전립선암 진단을 받은 뒤 수술을 받고 치유됐다.

유명인 중에 유독 전립선암에 걸려 사망했거나 수술을 받은 이들이 많아 '황제의 암'으로 불리기도 하는 전립선암은 중년 남성이 걸리는 주요 전립선 질환 중 하나이다.

전립선암은 말 그대로 전립선에 생기거나 전립선에서 시작되는 악성 종양인데, 서구에서는 남성 암 중 발생률 1위, 사망률 2위(1위는 폐암)를 기록하고 있을 뿐 아니라 사망하는 남성 5명 중 1명이 전립선암 희생자일 만큼 대단히 위력적인 암이다.

전립선암은 국내에서 폭증하고 있는 암이기도 하다. 대한비뇨기과학회가 몇 년 전 전국 86개 병원 자료를 분석한 결과, 인구 10만 명당 6.84 명이었던 전립선암 환자 수가 11.62명으로 증가한 것으로 나타났다. 불과 5년 사이에 69.9%가 늘어난 것이다.

통계에 따르면 한국 남성의 암 가운데 전립선암은 이미 상위에 랭크된 주요 암이다. 2000년도에 처음으로 남성의 10대 암 가운데 하나가 되어 눈길을 끌었는데, 다시 몇 해 사이에 상위로 껑충 뛰어오른 것이다.

20년 전에 비해서 20배가 넘는 가파른 상승세를 보이는 전립선암은 증가율에서만큼은 우리나라 남성 암 1위라고 할 수 있다. 전립선암이 이처럼 급증하는 이유로는 식생활의 서구화와 평균 수명 연장으로 인한 고령화를 들 수 있다.

그중에서도 전립선암 발병을 부추기는 가장 큰 원인은 식생활의 서구화다. 동물성 고지방식의 섭취는 늘어나는데 채소 등 섬유질 섭취는 줄어들고 있고, 인스턴트식품 등으로 식품 첨가물에 노출될 기회가 늘고 있는 것이 주요 원인을 제공하고 있는 것으로 추정된다.

일본의 경우 본국에 사는 사람들에 비해 서구식 식사를 주로 하는, 하와이에 사는 일본인 2세의 전립선암 발생률이 9배나 높게 나왔다는 흥미로운 조사 결과가 있다. 전립선암은 유전자보다는 식생활 습관이 더 문제라는 것이다.

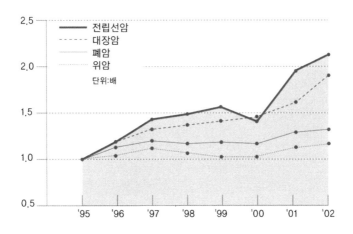

표 3. 연도별 전립선암 발생 비율 그래프

　기름진 육류 위주의 고지방식 서구형 식단은 비만과 성인병을 증가시켰고, 특히 남성에게는 전립선암을 크게 증가시켰다. 지방 섭취가 많을수록 전립선암 발병률이 높아진다는 것은 연구 결과에서도 입증된 바 있다.

　평균 수명 연장으로 인한 고령화도 전립선암이 급증하고 있는 원인이다. 전립선암은 노화와 밀접한 관계가 있어 50세를 전후해 유병률이 급증한다. 50세 이전에는 흔하지 않지만 50세 이후부터 고령이 될수록 빈도가 높아져 전립선암은 '아버지 암'으로 불리기도 한다. 요즘은 발병 시기가 점점 앞당겨져 더 큰 우려를 낳고 있다.

　과거 전립선암이 적었던 이유는 발병하기 이전에 대부분 사망했기 때문으로 볼 수 있다. 전립선암이 발병되기 전에 다른 질병으로 사망하는 경우가 많아서 전립선암이 그다지 주목을 받지 못했던 것이다. 만약 남성의 평균 수명이 100세가 되면 그때는 전체 남성의 상당수에서 전립선암이 발병할 가능성을 배제할 수 없다.

전립선암이 늘어나는 데는 진단 기술이 발전한 것도 한몫하고 있다. 정기적인 검사나 건강검진 등에서 우연히 발견되는 경우가 많아지면서 실제 전립선암이 증가하지는 않았더라도 발견되는 경우가 늘어난 것이다. 다행히 전립선암의 진단은 어렵지 않다. 직장 검사를 할 때 돌같이 딱딱한 것이 촉진되기 때문이다.

그 밖에도 과도한 남성 호르몬이나 유전적 요인, 환경적 요인 등도 전립선암 증가의 한 원인으로 추정되고 있다.

전립선암은 전립선의 세포가 정상적인 세포 증식 기능을 잃고 무질서하게 자가 증식하여 발생한다. 최근에는 유전자 이상이 원인이라는 말도 있지만, 정상 세포가 왜 암세포로 돌변하는지에 대해서는 아직 충분히 해명되지 않은 상태이다.

정상적인 세포는 일정 기간 생존하면서 기능하고 사멸하게 되는데, 일부의 세포가 죽지 않고 세포가 계속 증식하면 종양을 형성하게 된다. 전립선 종양에는 전립선 비대증과 같은 양성 종양과 전립선암과 같은 악성 종양이 있다.

전립선의 암세포가 계속 성장하면 주변의 요도, 방광 그리고 정액관 후부로 직접 침범하여 전이된다. 임파계에도 흔히 침범하는데, 골반 임파절, 장골 임파절, 동맥 주위 임파절에 가장 많이 침범한다.

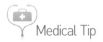

전립선암과 유전의 관계

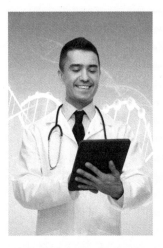

■ 가족 중 전립선암 환자가 있는 남성은 40세 이후부터 주의를 기울여야 한다. 전립선암의 약 9% 정도에서는 가족력이 있고, 55세 이전에 발생한 환자의 45%가 유전적 소인을 보이기 때문이다.

■ 이러한 유전적 소인의 암은 비교적 젊은 나이에 발생한다. 아버지 또는 형제 중 1명이 젊은 나이에 전립선암으로 진단되었다면 전립선암의 발생 위험은 정상인보다 2.2배 높으며, 2명 이상이 전립선암 환자였으면 5배 이상 높다.

■ 전립선암의 유전적 소인은 각 나라마다 다른 전립선암의 발생 빈도에서도 확인할 수 있다.

■ 북서부 유럽과 북아메리카에서 제일 높으며 동아시아에서 가장 낮은데, 흥미롭게도 카리브인과 북동부 브라질인 같은 아프리카계 사람이 많은 지역에서 전립선암 환자가 상당히 많은 것으로 나타난다.

■ 미국에서는 백인에 비해 흑인에게서 발생률이 높으며, 악성인 경우가 많아 사망률 또한 높다.

prostate...
02

전립선암이 무서운 이유

　전립선암의 약 90%는 자신의 몸에서 만들어지는 남성 호르몬에 의해 증식한다는 특징이 있다. 전립선암은 다른 암에 비해 비교적 진행 속도가 느리며, 남성 호르몬에 민감해 혈액 속의 남성 호르몬에 의해 촉진되며 수년에 걸쳐 성장한다. 따라서 남성 호르몬의 작용을 억제하면 암 증식을 막고 암세포의 일부를 사멸시킬 수 있다.

　전립선암이 무엇보다 무서운 것은 아무런 증상이 없이 시작되기 때문이다. 그리고 다른 암과 달리 자라는 속도가 매우 느리다. 연구 결과에 따르면 전립선암이 1cm²로 자라는 데 10년이 걸린다고 한다.

　전립선은 방광과 요도 연접 부위에서 요도를 둘러싸고 있다. 내부를 내선이라 하고 껍질 부위에 해당하는 부분을 외선이라고 하는데, 전립선암은 외선(주변대)에서 70~80%가 발생하기 때문에 요도를 압박하기까지는 증상이 없는 것이 특징이다. 그러다가 요도를 둘러싸고 있는 전립선 조직이 암세포에 의해 증식하면 요도를 압박하여 각종 증상이 나타나게 된다.

소변이 잘 나오지 않고, 소변 줄기도 가늘어지며, 소변을 본 후에도 소변이 남아 있는 듯한 잔뇨감이 들게 된다. 화장실에 가고 싶다고 느낀 후부터 화장실에 갈 때까지 소변을 참지 못하며, 심지어는 소변을 못 참아서 지리고, 낮이나 밤이나 소변을 자주 보게 되고, 어떤 경우에는 소변이 전혀 나오지 않는 급성 요폐를 일으키기도 한다.

간혹 소변에 피가 나오는 혈뇨나 정액에 피가 섞여 나오는 혈정이 나타날 수 있으며, 암이 요도 및 인접하는 방광 내로 진전된 경우에는 그 부위에서 출혈이 일어나 육안으로 혈뇨를 보게 되기도 한다.

암이 방광으로 옮겨가면 방광 자극 증상이 심해져 요실금 상태가 되며, 암이 요도를 강하게 압박하게 되면 배뇨 곤란이 악화되어 소변을 볼 수 없는 상태가 되어 버린다.

전립선암은 림프절이나 뼈로 잘 전이되기 때문에 그에 따른 증상이 나타나게 된다. 체표에 존재하는 림프절로 전이한 경우에는 그 부위에서 종창이나 동통이 나타난다. 그리고 신장에서 소변이 생성돼 방광으로 나오는 요관 등을 막으면 신장 기능 저하를 일으켜 신부전이 올 수도 있다.

뼈로 전이된 경우에는 그 부위에서 통증을 느끼기도 하며, 전이된 부위의 뼈가 약해진 경우에는 골절되기도 한다. 허리, 늑골, 어깨 부위에 통증이 나타나고, 피로감, 전신 쇠약감, 전신 통증을 일으키기도 하며, 심한 경우 하반신 마비 등이 동반되기도 한다.

전이가 일어나기 쉬운 부위는 골반뼈와 요추, 흉추 등이다. 뼈 전이가 광범위하게 퍼지게 되면 골수에서 혈액을 만들기 힘들어지므로 빈혈이 되며, 더 진행되면 혈액 중에 지혈을 담당하는 성분이 부족해 소화관 출혈 등이 나타나기도 한다.

전립선암 말기에 나타나는 증상 중 가장 특징적인 것은 한 곳 또는 여러 곳에서 지속적으로 나타나는 뼈의 통증이다. 이러한 통증은 척추에서 가장 흔하게 나타나지만, 골반부나 허리 아랫부분, 둔부 또는 대퇴부에서 발생할 수도 있다.

50대 이후의 남성이 뚜렷한 이유 없이 한 곳 또는 여러 곳에서 지속적으로 뼈의 통증을 느낀다면 전립선암의 골 전이 여부를 확인해야 한다. 허리가 아파 정형외과를 찾았다가 뼈에서 이상 소견이 발견되고 전립선암의 전이가 의심되어 다시 비뇨기과를 찾는 경우가 적지 않다.

전립선암의 경우 초기에 증상이 거의 나타나지 않다가 증상이 나타나

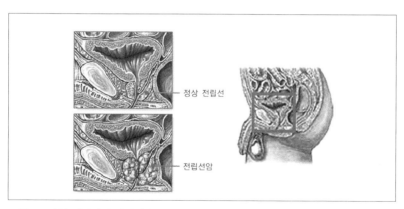

그림 8. 정상 전립선과 전립선암

면 이미 암세포가 너무 커져 있거나 다른 조직으로 전이되어 치료가 힘든 경우가 많으므로 특별히 유의해야 한다.

특히 뼈로 전이되어 관절염이나 어깨 걸림 등의 증상으로 병원을 찾았다가 알게 되는 경우가 많은데, 이 단계에서는 환자의 고통이 심할 뿐 아니라 치료율도 매우 낮다.

미국의 통계에 따르면 심장마비나 뇌졸중 등 다른 이유로 사망한 사람을 부검했더니 우연히 전립선암이 발견되는 확률이 40% 정도나 된다고 한다.

전립선암은 그만큼 초기 자각 증상이 없다. 그러다가 직장을 통한 전립선 촉진에서 우연히 종양 결절이 발견되기도 하고, 전립선 비대증의 치료로 경요도 전립선 절제술을 시행하다가 절제된 전립선 조직의 일부에서 전립선암이 발견되기도 한다.

전립선암은 수년간 진행될 때까지도 임상 증세가 뚜렷하지 않기 때문에 사람들은 자신이 암에 걸렸다는 것을 모르고 지내는 경우가 많다. 그로 인해 조기에 발견되지 않고 치료 시기를 놓치는 경우가 꽤 많다. 따라서 40세 이상의 모든 남성들은 전립선 및 직장 검사를 포함하여 매년 정기 검진을 받아 전립선암을 예방하는 것이 좋다.

전립선암이 진단되면 우선 전립선암이 신체의 어느 부위까지 퍼져 있는지 검사해서 병기를 정한다. 전립선 속이나 주위로 진전된 정도는 직장을 통한 초음파 검사를 이용하면 알 수 있다. 이 외에도 복부, 골반부를 CT나 MRI를 이용하여 검사할 수 있다. 요도나 방광을 대상으로 내시경 검사를 시행하기도 한다.

뼈는 전립선암이 가장 잘 전이되는 곳이다. 뼈 전이를 조사하기 위해서는 뼈 신티그램과 뼈 단순 엑스선 촬영을 할 수 있다. 뼈 신티그램은 뼈 전이소에 집적되는 방사성 물질을 주사하여 전신의 뼈를 조사하는 검사이다. 뼈에 암이 전이되면 그 부위가 검게 표시되며, 뼈가 파괴되어 혈액 중의 알칼리성 인산화 효소 비율이 높아진다.

림프절 전이나 폐와 간 원격 전이는 CT나 MRI를 통해 조사한다. 신우, 신배, 요관상을 보는 신우 조영에서는 혈관 속에 조영제를 넣어 신상에서 배출되는 조영제의 흐름을 시간에 따라 엑스선 촬영을 하여 신장, 요관 및 방광의 상태를 조사해 전립선 질환을 진단한다.

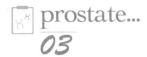 prostate...
03

전립선암의 진행 단계와 골 전이가 있는 전립선암의 치료

01 우연히 발견된 암(1기)

일반 진단 검사로는 전립선암이 발견되지 않고 전립선 비대증으로 수술한 후 조직 검사에서 우연히 발견되거나, 혈청 PSA 수치가 증가해 시행한 전립선 검사에서 전립선암이 발견되는 경우이다. 전립선 내에만 국한된 전립선암이며, 임상 증상이 전혀 없다.

02 전립선에 국한된 암(2기)

직장 수지 검사로 종양이 만져지며, 전립선 밖으로는 암이 퍼지지 않은 경우이다.

03 전립선 주위에만 퍼진 암(3기)

전립선암이 전립선 피막을 넘어 전립선 주위 조직이나 정낭이나 방광 등에 전이된 경우이다.

04 임파선이나 뼈에 퍼진 암(4기)

전립선암 세포가 골반 림프절 등이나 뼈, 폐 등 신체의 다른 장기로 원격 전이된 경우이다.

전립선암의 치료는 암의 병기에 따라 그 기준이 있다. 그러나 그 기준을 일률적으로 적용하기는 힘들기 때문에 나이와 환자의 건강 상태, 경제적 사정, 증상의 종류에 따라 치료법을 달리해야 한다.

1~2기 전립선암이 65~70세 이전에 발견될 때는 근치 목적으로 수술이나 방사선 치료를 적용한다. 표준 치료법은 근치적 전립선 절제술로 80~90%가 치유된다.

최근에는 절제술이 발전해 성기능의 보존도 가능하며, 복강경이나 로봇 수술도 시술되고 있다. 환자가 개복 수술을 거부할 때는 방사선 치료를 할 수도 있다.

그러나 환자가 고령이거나 전신 상태가 불량할 때는 치료를 하는 것보다 경과를 관찰하거나 호르몬 치료만 하는 것이 보통이다. 전립선암 3기는 임상적으로 림프관이나 다른 부위에 전이는 없으나 전립선을 벗어나 국소적으로 진행된 상태를 말한다. 3기 전립선암의 경우 방사선 치료가 가장 선호되지만 치료율이 40~50%로 크게 떨어진다.

4기 전립선암의 경우에는 수술이나 방사선 치료보다는 암세포를 키우는 남성 호르몬을 차단하는 내분비 요법을 주로 사용한다. 1~3개월마다 한 번씩 주사를 맞는 방법이 선호되는데, 여기에 경구 호르몬 약제를 추가하기도 한다.

이 방법은 암 전이를 줄이고 통증을 호전시키는 것이다. 뼈에까지 확산된 4기 암의 경우에는 평균적으로 2~3년 이상 생존이 어려운 경우가 많다.

전립선암이 4기에 이르면 진통제를 복용하거나 뼈의 방사선 치료를 통해 골 동통을 조절하는 것 외에는 별다른 치료 방법이 없으며, 환자가 골 동통을 심하게 호소하는 상태에까지 이르면 대부분 1년 이내에 사망한다.

골 전이가 있는 전립선암의 치료 목표는 통증 감소와 병적 골절의 예방, 기동성과 기능의 향상에 있다. 골 전이 환자의 80%는 남성 호르몬 차단만으로 증상이 호전된다.

골 전이에 의한 합병증은 척수 압박, 병적 척추 압박 골절, 병적 장골 골절, 고칼슘 혈증, 골수 부전 등이 있다.

척수 압박은 치료 결과가 발현 당시의 상태와 밀접한 관계가 있어 조기 발견이 중요하다. 대부분의 경우 방사선 치료를 시행하게 되고 수술은 처음 치료로 효과가 없거나 골의 불안정성이 있는 경우 시행한다. 병적 골절은 늑골, 골반, 견갑골, 척추에 잘 오게 되며, 장골 골절은 수술적으로 치료하는 것이 가장 좋다.

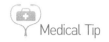
Medical Tip

골 전이로 인한 통증의 치료

골 전이로 인한 통증의 치료는 남성 호르몬 치료에 반응하지 않는 통증에 방사선 치료를 시도할 수 있고, 전이된 곳이 많은 경우에는 방사선 치료 영역을 조정하여 치료할 수 있으며 통증의 감소는 70%의 환자에서 수일 내에 이루어진다.

이렇게 통증 치료를 하는 동안에도 고환의 남성 호르몬 차단 요법은 지속하여야 한다. 이러한 방법으로 통증이 조절되지 않는다면 비스테로이드성 소염제부터 시작하는 진통제 치료를 시행한다.

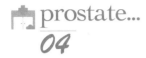

prostate...
04

전립선암 진단 방법

전립선암의 공포에서 벗어나려면 조기 검진이 최선이다.

미국의 경우 남성이 살아가면서 임상적으로 전립선암 진단을 받을 확률은 9.5%이며, 전립선암 때문에 사망할 확률은 2.9%나 된다. 전립선암은 늦게 발견해 폐, 간, 뼈 등 다른 장기에 전이되면 40~60주밖에 살수 없는 치명적인 암이지만, 조기에 발견하기만 하면 치료 효과가 높아생존율이 80%에 달하는 암이기도 하다. 그만큼 조기 검진이 중요하다는 것이다.

전립선암을 검진하는 방법은 쉽고 간편하다. 가장 기초적인 진단은 의사가 장갑을 끼고 직장에 손가락을 넣어 직접 전립선을 만져보는 직장 수지 검사이다. 이 검사만으로도 쉽게 발견되는데, 암이 상당히 진행된 상태에서도 만져지지 않는 경우가 종종 있다. 이때는 혈중 전립선 특이 항원 검사, 직장 초음파 검사와 조직 검사 등을 하면 정확하게 진단할 수 있다.

이런 검사를 받기 위해서 굳이 대형 병원을 찾아갈 필요는 없다. 가까운 비뇨기과에서도 검사할 수 있고, 의료 기관에서 피검사를 할 때 추가로 요청할 수 있으며, 건강검진에 포함되어 있는 경우도 많으니 본인의 수치를 한 번쯤은 확인하는 것이 좋다.

50대 이상 남성이라면 매년 1회 전립선 특이 항원 검사와 직장 수지 검사를 받아봄으로써 조기 발견하는 것이 중요하다. 부모나 형제 중 전립선암 환자가 있는 사람은 40대부터 매년 검사를 받는 것이 좋다.

"전립선암 검사 해보셨나요?"

대한민국의 중년 남성에게 꼭 하고 싶은 질문이다.

전립선암을 진단하는 방법으로는 직장 수지 검사, 전립선 특이 항원(PSA) 검사, 경직장 초음파 검사(TRUS) 그리고 전립선 조직 검사가 있다. 증상에 따라 자신에게 맞는 검사 방법을 찾아 전립선암을 예방하려는 노력이 필요하다.

01 직장 수지 검사

전립선암의 진단에서 가장 간편하여 오래전부터 사용되고 있는 방법으로, 다른 여러 가지 방법들에 비해 가장 진단율이 높은 방법이다. 전립선암은 전립선의 후방, 즉 항문 쪽에 생기기 때문에 항문을 통해 손가락을 넣어 전립선의 후면을 만져봄으로써 전립선암의 유무를 확인한다. 손가락의 감각으로 전립선 표면의 결절, 굳기, 주위와의 경계, 통증의 유무 등을 검사하는 것이다.

전립선암의 초기 단계에서는 전립선 속에서 종괴를 촉진할 수 있다. 암이 진행될수록 전립선 전체가 딱딱하고 표면이 고르지 않게 되며, 더 진행되면 전립선과 주위의 경계가 불분명해진다. 염증이 없다면 대부분 통증을 느끼지는 않는다.

물론 직장 수지 검사에서 만져지는 결절이 모두 전립선암은 아니며, 전립선 결핵, 육아종성 전립선염, 섬유화된 전립선염, 전립선 결석 등에서도 결절이 만져질 수 있으므로 이들과 감별하는 것이 필요하다. 또한 암 조직이 전립선의 후방이 아닌 곳에 생긴 경우에는 초기에 진단되지 않고 병이 진행된 후에 발견되기 때문에 조기 진단에 어려움이 있다.

02 전립선 특이 항원(PSA) 검사

PSA는 전립선에서 분비되는 단백질로, 정상적인 사람의 혈액 속에도 일정량이 존재한다. 그러나 전립선암이 생기면 암 주위 조직의 세포막이 깨져서 혈액 내의 PSA가 증가하게 된다. PSA는 암 수치가 아니고 전립선 조직의 염증이나 상처에 대한 측정치이다.

검사 방법에 따라 차이는 있지만 4ng/mL 이하면 정상, 4~10ng/mL는 중간 단계, 10ng/mL 이상이면 전립선암의 위험성이 높다고 판단한다. 따라서 대개 수치가 4 이상이면 전립선 조직 검사로 확인하는 것이 좋다.

이 검사의 문제는 PSA가 전립선암뿐만 아니라 전립선염이나 전립선

비대증에서도 상승할 수 있다는 점이다. 이러한 문제를 극복하기 위해 PSA가 중간 단계일 때 기간을 두고 PSA를 여러 번 측정하여 상승하는 정도를 확인하거나, 전립선의 크기에 비하여 PSA의 상승치를 평가하여 조직 검사 여부를 결정하기도 한다.

03 경직장 초음파 검사(TRUS)

보통 초음파 검사는 피부에 초음파 기계를 대고 사신을 찍는 것인데, 전립선의 경우는 복부의 피부를 통해서 검사를 하면 화질이 좋지 않다. 따라서 초음파 기계를 항문에 넣고 직장을 통해 전립선의 상태를 조사한다. 이 검사를 통해 전립선의 전반적인 크기 및 내부 소견, 주위 장기와의 관계 등을 분석하게 된다.

정상적인 전립선은 좌우 대칭이며, 전립선 내 각 영역의 경계 판별이 가능하다. 그러나 암에 걸리면 정상 부위와는 다른 상이 나타나며, 많은 경우 좌우 비대칭이 되거나 각 영역이 불분명해진다. 진행된 암의 경우 전립선과 주위 조직의 경계가 흐릿해지며, 주위로 침윤했을 가능성이 있다.

04 전립선 조직 검사

전립선 특이 항원 수치가 높고 직장 수지 검사나 초음파 검사에서 전립선암이 의심되는 경우 전립선 조직 검사로 전립선암의 존재 여부를 확인한다. 회음부 침 생검을 하는데, 일반적으로 전립선에서 12군데의 조직을 떼어낸다. 조직을 파라핀으로 고정한 후에 현미경으로 검사하여 암의 유무를 밝혀낸다.

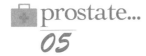

prostate...
05

남자의 힘, 전립선을 살리는 습관

전립선암은 다른 부위의 암과 마찬가지로 근본적으로 예방하는 방법은 없다. PSA 검사, 직장 수지 검사, 경직장 초음파 검사 등으로 조기에 발견하는 것만이 전립선암 예방의 지름길이다. 50세 이상 남성의 전립선암 검사는 아무리 강조해도 부족하지 않다. 전립선을 건강하게 관리하기 위한 생활 속 지식들을 알아보자.

한 번 더 생각하고 먹어라

고지방 음식이 전립선암의 원인이 된다는 연구 보고가 많으므로 붉은색 고기, 고지방식, 고콜레스테롤 식단을 멀리하고 포화 지방질의 섭취를 줄여야 한다. 동물성 지방이 많은 육류의 과다 섭취를 피하고 섬유질이 많은 음식, 신선한 과일과 야채, 콩 종류 등을 적절히 섭취하는 것이 전립선암 예방에 도움이 될 것으로 기대된다. 알파 토코페롤, 토마토에 많은 라이코펜, 미량 원소인 셀레늄, 콩에 많은 제니스틴, 비타민 D도 전립선암을 예방하므로 많이 섭취해야 한다.

규칙적인 운동을 미루지 말라

많은 사람들이 건강한 봄을 위해 운동을 해야 한다는 것은 알지만, 규칙적으로 운동을 하는 것이 그리 쉽지는 않다. 젊었을 때는 시간이 없어서, 나이가 들어서는 몸이 따라주지 않아서 운동을 하지 못하는 경우가 많다. 하지만 건강을 위해서는 운동을 해야 한다. 특히 전립선 질환을 가지고 있는 남성들에게 운동은 선택이 아닌 필수이다.

하버드대학 보건학부 영양학 박사인 에드워드 지오바누치는 한 학술 잡지에서 규칙적인 운동으로 전립선암의 진행을 지연할 수 있으며, 전립선암 사망률을 억제하는 데도 운동을 추천한다고 밝혔다. 1주에 약 3시간 이상 운동을 하면 진행성 전립선암이 약 70% 감소한다는 연구 결과에 토대를 둔 것이다.

전립선 질환을 가진 남성들은 잦은 배뇨로 인하여 외출을 꺼리는 경우가 많은데, 이는 전립선암을 더욱 악화시킬 뿐이다. 일어나 걷고 햇볕을 쬐고 운동을 하면 전립선 건강을 회복하는 데 많은 도움이 된다.

성관계 피하면 마이너스

사정을 하지 않고 오래 참으면 정력에 좋다고 하여 억지로 참는 남성들이 많은데, 이는 잘못된 상식이다. 오히려 사정을 하는 것이 전립선 건강과 정력에 도움이 된다. 장기간 사정이나 성행위를 하지 않았을 때 전립선은 배출되지 않은 정액 때문에 비대해지기 때문이다.

오스트레일리아 빅토리아 암연구소에서 발표한 논문에 따르면 20~50대에 자위를 자주 한 사람은 그렇지 않은 사람에 비해 전립선암 발생 위험이 현저히 낮다고 한다. 연구 팀은 그 이유를 자주 사정을 하면 발암 물질이 전립선에 축적되지 못하기 때문이라고 밝혔다.

전립선 질환으로 인한 빈뇨나 야뇨 등 배뇨 장애 증상도 성관계의 빈도를 저하시키는 요인이 될 수 있다. 그러나 포기하지 말고 부부가 함께 노력하여 건강한 전립선을 유지하도록 하자.

햇볕이 남성을 살린다

전립선암 예방을 위해서는 햇볕을 충분히 쬐는 것도 중요하다. 일조량이 적은 북부 지방이 남부 지방보다 전립선암 발생률이 높다는 미국 암학회지의 발표가 있고, 햇볕에 노출되면 생성되는 비타민 D가 전립선암의 위험을 절반으로 줄일 수 있다는 연구 결과가 있다. 비타민 D의 혈중 수치가 높으면 낮을 때보다 전립선암 발병 가능성이 절반으로 줄어든다는 것이다.

적정 체중을 유지하라

전립선암이 체중과 관련이 있다는 연구 결과도 있다. 전립선암의 예후가 진단 당시와 그 이전의 환자 체중과 연관이 있다는 것이다. 남성들이

162

배가 나와서 화장실에서 자신의 성기를 내려다볼 수 없을 정도가 되면 성생활에도 지장이 있다고들 하는데, 우스갯소리로만 들을 것이 아니다. 배가 많이 나올 정도로 뚱뚱하다면 성생활에도 복합적인 장애가 생길 수 있기 때문이다.

미국 텍사스대 앤더슨 암센터의 새라스트롬 박사의 연구 보고에 의하면 전립선암 진단 때 체질량 지수(BMI)가 30 이상인 사람은 수술 후에도 암이 계속 진행될 가능성이 높다고 한다. 이 연구는 전립선암 환자 526명을 대상으로 실시한 것으로, 진단 당시 비만이었던 사람은 정상 체중이었던 환자에 비해 수술 후 전립선 특이 항원 혈중 수치가 다시 올라갈 위험이 높은 것으로 나타났다고 한다. PSA 혈중 수치가 올라간다는 것은 전립선암이 진행되고 있는 증거라 할 수 있다.

이 조사에서 진단 당시 비만인 환자 중에서 40세에도 비만이었던 사람은 수술 후 PSA 혈중 수치가 다시 올라갈 가능성이 더욱 큰 것으로 밝혀졌다. 또한 25세에서 전립선암 진단을 받을 때까지 체중이 급격하게 증가한 환자는 수술 후 PSA 수치가 다시 올라가는 시기가 평균 17개월 후로, 체중이 서서히 증가한 환자의 평균 39개월 후보다 훨씬 빠른 것으로 나타나기도 했다.

그러나 아직까지 비만 자체가 직접적으로 PSA 수치 증가에 영향을 미치는 것인지는 분명하지 않다. 다만 비만 체형은 기술적으로 의사가 암을 다 제거하는 것을 어렵게 할 수 있다. 비만이 전립선암에 어떤 영향을 주는가를 규명하기 위한 연구는 앞으로 계속되어야 하겠지만, 비만인 사람은 정상인보다 전립선암에 걸릴 위험이 1.9배나 높다는 것은 확실하다.

전립선암 탈출을 위해서는 일단 살부터 빼고 볼 일이다.

전자파의 영향을 무시하지 말라

암은 전자파와도 상관이 있다고 한다. 태국 의사들은 휴대전화 등 전기용품을 많이 사용하면 암과 성불구 등 여러 가지 질병에 걸릴 위험에 노출된다고 경고하고 있다.

태국 노화방지협회 회장이며 레이저 수술 전문가인 나롱 님사쿤 박사는 휴대전화나 TV, 전자레인지 및 컴퓨터 등 전기용품에서 나오는 전자파가 인체에 축적돼 많은 질병을 일으킬 수 있다고 경고했다. 이러한 전기용품을 자주 사용하는 사람들은 암과 성불구, 알츠하이머와 파킨슨씨병 등 각종 질환에 걸리고, 두통과 스트레스 등의 징후를 보일 위험이 크다는 연구 결과도 있다. 가장 해로운 것은 휴대전화인데, 귀에 가깝게 대고 사용하기 때문에 어른보다 두개골이 얇은 어린이에게 훨씬 더 큰 영향을 줄 수 있다고 한다.

비뇨기 전문의인 다나이판 아카라사쿤 박사는 같은 원리로 남성들이 바지 주머니 속에 휴대전화를 넣는 것은 반드시 삼가야 할 일이라고 했다. 이런 습관이 오래 지속되면 전자파가 발기 부전을 유발할 수도 있으며, 전립선에도 좋지 않은 영향을 미치게 되기 때문이라고 한다.

이 밖에 전립선의 혈액 순환을 방해하는 꽉 조이는 바지를 입거나 자전거를 타는 등 하체가 밀착되어 전립선에 하중이 가해지는 운동은 좋지 않으니 멀리하는 것이 좋다.

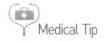

Medical Tip

전립선암 예방 7대 수칙

- 50대 남성은 매년 1회 전립선암 검진(직장 수지 검사, 전립선 특이 항원 검사)을 받는다.

- 가족이나 친척 중에 전립선암에 걸린 사람이 있다면 40대부터 매년 전립선암 검진을 받는다.

- 된장, 두부 등 콩이 많이 함유된 식품을 먹는다.

- 동물성 고지방식을 피한다.

- 신선한 야채와 과일을 많이 섭취한다.

- 항산화 물질인 라이코펜이 풍부한 토마토를 익혀서 먹는다.

- 오래 앉아 있는 것을 피하고 한 번에 30분 이상, 일주일에 세 번 이상 운동한다.

prostate...
06

걷고 조이고 움직여라

건강한 전립선을 위해서는 앉아 있는 것을 피하고 걸어 다녀야 한다. 하루 종일 의자에 앉아서 일을 해야 하는 사무직 남성들에게 배뇨 곤란 증세가 많이 나타나는데, 이는 앉아 있는 것이 전립선에 얼마나 나쁜 영향을 미치는지 알게 해준다. 앉아서 생활을 하다 보면 전립선에도 좋지 않을 뿐만 아니라 정력도 떨어지게 되는데, 그 이유는 다음과 같다.

첫째, 의자와 밀착되는 회음부 주변의 혈액 순환이 어려워지고 공기 순환이 잘 되지 않아 온도가 올라가며 땀이 차서 습해지기 쉽다. 고환은 본래 몸 안에 있다가 덥고 습한 것이 싫어서 몸 밖으로 빠져나온 장기다. 그런데 앉아 있어서 생기는 조건들은 자연히 고환의 활동 의욕을 떨어뜨린다. 또 페니스는 많은 실핏줄로 이루어진 것으로 오로지 혈액 유입에 의

해서만 부풀어 오르는데, 회음부의 혈액 순환이 어려워지면 자연히 발기력
도 떨어질 수밖에 없는 것이다.

둘째, 앉은 자세에서는 상체와 복부 내장의 무게가 항문 쪽으로 쏠리
게 된다. 그러면 항문과 고환 사이에 있는 전립선이 그 무게를 고스란히
감당하는 부담을 안게 되기 때문에 전립선에 좋지 않다.

셋째, 앉은 자세에서는 회음부를 지지하는 PC 근육(치골에서 꼬리뼈
까지 연결되어 있는 근육들의 집합체이며 방광에서 소변이 새어나오지 못
하게 할 때 사용하는 근육)이 긴장감 없이 풀어진다. 이런 상태가 지속되
면 PC 근육은 점차 탄력을 잃어 페니스를 지지하거나 사정을 조절하는
본연의 임무를 잘 수행할 수 없게 된다. 그러면 발기 상태를 잘 유지하지
못하고 조루가 생기며 얼마 지나지 않아 성기능이 전반적으로 퇴화할 수
밖에 없다.

따라서 앉아서 일하는 직업을 가진 남성들은 간단하면서도 정력 관리
에 큰 도움이 되는 걷기 운동을 해야 한다. 걷는 것은 전립선뿐만 아니라
우리의 건강한 몸을 위해서도 필수적이다. 최근에는 정부와 지방자치단체
까지 적극적으로 걷기 운동 확산에 나서고 있다. 걷기 운동이 이처럼 번지
고 있는 것은 걷기만큼 좋은 운동이 없기 때문이다.

걷는 것은 칼로리를 소비하는 데 더없이 좋은 유산소 운동이기 때문
에 다이어트에 탁월한 효과를 보인다. 게다가 정신 건강에도 좋아 걷는
것 하나만으로 우울증과 스트레스를 해소할 수 있다. 걷기 예찬론자들은
'신이 인간에게 뿌리 대신 다리를 달아준 것은 가만히 서 있지 말고 걸으
라는 뜻이다'라고 말하기도 한다. 맑은 공기를 마시며 걷는 것, 그것은 전

립선과 정력을 위한 최고의 생활 요법이다.

이번에는 전립선을 이롭게 해주는 각종 운동을 알아보도록 하자.

PC 근육 운동

대부분의 사람들이 음경의 기능에 아주 중요한 역할을 하는 근육이 존재한다는 사실을 잘 모르고 있다. 이 근육의 이름을 퓨보각시지우스(pubococcygeus, PC 근육)라고 한다.

PC 근육은 치골에서 꼬리뼈까지 연결되어 있는 근육들의 집합체이며 방광에서 소변이 새어나오지 못하게 할 때 사용하는 근육이다. 또한 사정할 때 수축 운동을 하여 음경에서 정액을 몸 밖으로 사출하는 작용을 한다.

손가락 하나 또는 두 개를 부드럽게 고환 뒤에 갖다 놓고 마치 소변을 보고 있다고 생각하면서 소변을 일시 멈추는 동작을 해보자. 그러면 PC 근육이 단단해지는 것을 느낄 수 있다. 이때 복근과 허벅지 근육은 가만히 있어야 한다. PC 근육을 단련하는 데 발기는 필요치 않다. 마음을 편히 하고 음경이 자연스럽게 반응하도록 한다.

또한 소변을 본다 생각하고 소변을 보다 잠시 멈춘 상태로 1~2초 정도 있다가 놓는 것을 20번씩 하루에 3번 반복해준다(3주 단련 훈련). 이 운동을 할 때는 손가락을 PC 근육 위에 올려놓을 필요는 없으며, 호흡은 정상적으로 하면 된다.

괄약근 운동

근육을 자주 움직이면 통증으로 인한 만성 근육 긴장을 없애는 데 유용하다. 틈나는 대로 항문 괄약근을 오므렸다 풀었다 하면 회음부 근육을 이완하고 통증을 완화할 수 있다.

배가 부풀도록 숨을 크게 들이마셨다가 내쉬면서 항문을 조이면 굳이 세세한 부위를 의식하지 않아도 배꼽 아래에 절로 힘이 들어가게 되어 있다. 항문을 조이면 괄약근의 힘이 강화되고 동시에 배꼽 아래 단전이 강화되어 정신 조절이 가능해지고 건강이 좋아질 뿐만 아니라 남성들은 발기력이 강해지고 사정 시간을 조절하는 능력도 배양되기 때문에 정력이 강화되는 데 큰 도움이 된다.

마사지

실제 통증이 있는 곳을 부드럽게 지압하는 방법이다. 통증이 있는 회음부나 하복부를 반복해서 지압하면서 괄약근 운동을 병행하면 더욱 효과적이다. 배뇨 증상 개선을 위해서는 발목 안쪽 복사뼈 4cm 위에 있는 정강이뼈와 근육의 경계 부위 혈 자리인 삼음교(三陰交)를 자주 눌러주면 좋다.

하체 운동

어깨 너비보다 다리를 약간 넓게 벌리고 서서 두 손을 머리 뒤에서 깍지 낀 채로 등의 근육을 펴고 숨을 들이마시면서 앉았다가 숨을 내쉬면서 천천히 일어나는 동작을 반복한다. 하체를 단련하는 운동들은 고환과 전립선을 포함한 장기들의 기능도 강화하므로 남성 기능 강화 운동으로 효과적이다.

골반 체조

정면을 보고 똑바로 누운 상태에서 무릎을 굽힌 채 천천히 엉덩이를 들었다 내렸다 하는 운동을 하루 10회 정도 반복하면 골반 근육 발달에 도움이 된다. 목 밑에는 수건을 깔고 무릎 아래에는 베개를 대고 눕는 것이 좋다. 등을 바닥에 완전히 붙게 한 다음 힘을 주며 골반을 위쪽으로 끌어당기는 운동도 효과가 좋다.

전립선암을 이기는 장바구니

정기적인 조기 검진만큼 전립선암을 물리치는 데 중요한 것은 채소와 조화를 이룬 식단과 좋은 식습관을 갖는 것이다. 전립선암은 동물성 고지방식 위주의 식생활이 가장 중요한 원인이기 때문에 식생활의 개선이 없다면 앞으로도 전립선암 환자는 계속 늘어날 수밖에 없다.

닭고기 같은 흰 고기보다는 쇠고기와 같은 붉은 고기가 전립선암 증가와 깊은 관련이 있는 것으로 알려져 있으므로 가급적 붉은 고기는 자제해야 한다. 하루 섭취 열량 중 지방의 비중이 20%를 넘지 않도록 해야 하며, 섬유질이 많은 음식을 섭취해야 한다.

호박, 당근, 시금치, 상추, 아스파라거스 등 녹황색 야채와 신선한 과일, 특히 토마토를 매일 섭취하는 것이 좋다.

토마토의 주요 성분인 라이코펜은 전립선의 염증 과정에서 상피 세포를 보호해 전립선암을 억제하는 효과가 높은 것으로 알려져 있다. 라이코펜은 토마토, 수박 등에서 보이는 빨간 색소인데, 강력한 항산화 작용으로 전립선암을 예방한다. 라이코펜의 암세포 성장 억제 효과는 베타카로틴보다 10배나 강하다.

토마토를 꾸준히 섭취하면 전립선암 발생률을 35%까지 떨어뜨린다는 연구 결과도 있다. 미국에서 6년간 실시한 실험에 의하면 토마토가 많이 함유된 음식을 먹은 사람은 전립선암의 발병률이 현저하게 낮았다고 한다. 1주일에 4회 이상 먹은 사람은 발병률이 20% 감소되고, 일주일에 10회 이상 먹은 사람은 발병률이 50%에 그쳤다. 토마토는 샐러드 조리 재료로 자주 쓰이며, 이탈리아에서는 정력제로 믿고 엄청나게 많이 먹는 음식이다.

우리나라에서는 후식으로 애용되고 있는데, 다른 과일보다 당분이 적어 토마토 위에 설탕을 뿌려 먹는 습관이 있다. 그러나 이렇게 하면 토마토의 비타민 B1이 손실되므로 그냥 먹는 것이 좋다. 전립선암 예방을 위해서는 스파게티 소스와 같이 열을 가해 조리한 형태로 먹는 것이 더욱 효과가 좋다.

우리나라 사람이 많이 먹는 된장이나 두부 등 콩으로 만든 음식을 많이 섭취하는 것도 전립선암 발생을 감소시킨다. 두부나 된장에는 화이트 에스트로겐(식물성 에스트로겐)인 이소플라본이 풍부하게 들어 있는데, 이것이 체내에서 궁극적으로 남성 호르몬 대사에 영향을 주어 전립선암 발생을 억제하는 것이다.

콩과 정제되지 않은 식물 기름, 견과류에 많이 들어 있는 식물성 스테롤이 전립선암의 세포 증식을 억제한다는 연구 결과도 있다. 식물성 스테롤이 많이 함유된 먹이를 먹은 쥐들은 다른 그룹의 쥐들에 비해 암 종양의 크기가 40~43% 덜 자랐다. 시험관 실험에서는 배양된 전립선암 세포의 증식이 70%나 억제됐다. 반면 동물성 콜레스테롤이 투입된 전립선암 세포는 18%가 증가했다.

강한 항산화제인 녹차 역시 전립선암의 발생을 억제한다고 알려져 있다. 중국인 남성들을 대상으로 한 연구 결과에서 녹차를 매일 마실 경우 전립선암에 걸릴 확률이 2/3나 감소했으며, 전립선암의 발병률은 녹차를 오랜 기간 자주 마실수록 더 낮아지는 것으로 보고됐다.

마늘의 알리신 성분도 전립선암의 예방에 효과가 있다. 실험에 의하면 전립선암 세포를 이식한 쥐들에게 마늘의 알리신이 포함된 먹이를 투여한 결과 단 13%에서만 암이 발병했다고 한다. 마늘의 놀라운 항암 효과가 입증된 셈이다. 마늘 특유의 냄새를 내는 알리신 성분은 인체의 면역력을 높이고 인체의 기력을 향상한다.

포도주에 들어 있는 5종의 폴리페놀도 암세포의 성장을 막고 소멸을 촉진한다. 폴리페놀은 붉은 포도주와 차, 특정 과일 및 야채에 함유된 항산화제 성분으로, 갈산(gallic acid)이나 타닌산, 모린, 퀘르세틴, 루틴 등이 폴리페놀 성분에 속한다.

쿠르쿠민도 전립선암 발생과 전이를 막는 데 효과적이다. 쿠르쿠민은 인도 등 열대와 아열대 지방에서 재배되는 다년생 식물 성분으로, 주로 카레와 겨자 등의 색소로 이용되고 있다. 삼성서울병원 비뇨기과 최한용 교

수 팀은 학술지를 통해 쿠르쿠민을 주입한 쥐의 전립선암 면적이 대조군에 비해 41% 감소했다고 밝히기도 했다. 건강한 전립선을 위해서 종종 카레를 먹을 필요가 있다는 이야기다.

또 한 가지 주목해야 할 성분은 셀레늄이다. 셀레늄은 토양 속에 포함된 미량 원소로 브로콜리, 토마토, 양파, 참치, 쌀, 곡물, 해산물, 땅콩 등에 많이 함유되어 있다. 셀레늄은 세포 손상을 방지하는 한편 체내에서 전립선암 발생을 부추기는 도화선 역할을 하는 남성 호르몬의 작용을 차단함으로써 전립선암을 예방하는 것으로 추정된다.

셀레늄은 토코페롤이라 불리는 비타민 E와 궁합이 잘 맞는다. 셀레늄을 비타민 E와 함께 섭취하면 인체 내 흡수율이 최고 30배까지 높아진다는 보고도 있다.

비타민 E는 채소, 채소로 만든 오일, 달걀 등을 통해 섭취할 수 있다. 핀란드에서 29,000명의 남성을 5~8년간 관찰한 결과, 비타민 E를 섭취한 모든 남성은 전립선암에 걸릴 위험이 32% 감소했다고 한다. 비타민 E야말로 전립선에서 암세포가 자라는 것을 억제하는 비타민이라고 할 수 있다.

전립선암을 물리치는 데 가장 중요한 것은 평소의 식생활 습관이다. 암(癌)이라는 한자를 뜯어보면 병을 뜻하는 역(疒) 자에 입을 뜻하는 구(口) 자 세 개, 그리고 산(山) 자가 있다. 먹는 것이 산처럼 쌓여서 생기는 병이라는 것이다.

전립선암뿐만이 아니라 모든 암의 예방을 위해서는 고지방질의 섭취를 피하고 두부, 토마토, 마늘, 녹차, 붉은 포도주와 포도 주스, 딸기, 땅

콩, 수박, 감귤류, 올리브기름, 등 푸른 생선 등을 많이 먹어야 할 것이
다.

붉은빛의 노화 방지제, 라이코펜

　　우리가 과일과 채소를 즐겨 먹는 것은 좋은 향기와 밝은 색깔과 맛깔스러움이 우리 시선과 후각과 미각을 자극하기도 하지만, 무엇보다도 건강에 도움을 주기 때문이다. 제대로 먹으려면 하루에 과일은 2~3번씩, 채소는 3~5번씩 먹는 것이 바람직하다고 한다.

　　채소와 과일은 비타민 C, E, 베타카로틴 그리고 라이코펜과 같은 다양한 항산화 물질을 함유한 중요한 영양 성분을 우리에게 제공한다. 이들은 우리 몸의 세포가 에너지를 얻기 위해서 산소를 태울 때 형성되는 활성 산소를 중화하는 데 효과가 있다. 항산화 물질은 또한 면역 시스템을 건강하게 하고 암이나 다른 질병들의 위험성도 줄이는 것으로 밝혀지고 있다.

그중에서 라이코펜은 비타민만큼 유명하지는 않지만 최근 여러 연구를 통해서 그 효용이 부각되고 있다.

라이코펜은 쉽게 얘기하면 채소나 과일에서 볼 수 있는 색소이다. 토마토, 자몽, 수박 등에서 보이는 빨간색이 바로 그것이다. 색소이지만 강력한 항산화 작용을 하는 것으로 밝혀지고 있다.

라이코펜은 전립선암 예방뿐만 아니라 심장 질환 예방에도 효과가 있다. 최근 발표된 연구 결과에 따르면 몸의 지방 조직에 라이코펜의 양이 많은 사람들은 그렇지 못한 사람들보다 심장 관련 질환에 쉽게 걸리지 않는다고 한다.

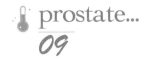

진행이 느리고 생존율도 높다

전립선암은 폐암, 위암 등 다른 암과 비교해 진행 속도가 느리고 치료 효과도 상당히 좋은 편이므로 한편으로는 자비로운 암이라고 할 수 있다. 70대에 발병하든 80대에 발병하든 적극적으로 치료를 받으면 충분히 완치가 가능한 것이 전립선암이다. 대부분의 암은 5년 생존율을 따지지만 전립선암은 생존율이 높아 10년을 기준으로 할 정도다.

전립선암은 아무런 치료를 받지 않으면 대개 발병 6~7년 만에 사망하지만, 적극적으로 치료를 받는다면 장수의 꿈을 이루는 데 전혀 지장이 없다.

암세포가 뼈까지 전이된 4기 환자를 제외하면 1~3기 환자가 적출 수술을 받을 경우 85~90%가 완치된다. 전립선암의 치료 방법을 정할 때는 암이 있는 장소, 병기, 연령, 병력이나 일반적 상태를 고려한다.

치료법으로는 대기 요법, 호르몬 요법, 외과 요법, 방사선 요법, 화학 요법 등이 있으며, 성장 인자 억제제, 혈관 형성 차단제, 전이 억제제, 면역 강화 유전자 요법, 자살 유전자 요법, 종양 억제 유전자 요법 등이 새롭게 시도되고 있다.

대기 관찰 요법

병의 진행을 주기적인 검사로 면밀히 추적하고 관찰하는 방법으로, 검사 결과에 따라 치료를 시작하게 된다. 이 방법은 미국보다 유럽에서 많이 선호하는 방법으로, 전립선암이 매우 느리게 자란다는 사실에 근거를 두고 있다. 암이 천천히 성장하고 현재 아무런 증상도 나타나지 않거나 다른 큰 병이 있는 경우, 환자가 70세 이상의 고령인 경우 등에 사용할 수 있다.

대기 관찰 요법은 암을 무시해도 된다는 의미는 아니며, 정기적인 진찰을 통해 암의 동태를 관찰하고 수분 섭취 제한 등 생활 습관 지도가 필요하다. 이 방법은 어디까지나 병이 진행되면 치료를 시작한다는 원칙을 바탕으로 시행된다. 생활 방식의 변화가 없다는 장점이 있지만, 전립선암이 진행할 가능성이 있으므로 조심해야 한다. 또 병의 진행이 사람마다 달라서 예측이 불가능하다는 단점이 있고, 치료를 언제 시작해야 할지 결정하는 것도 어렵다.

호르몬 요법

전립선암은 대부분 남성 호르몬에 의해 생기므로 남성 호르몬을 줄이는 치료가 암세포 제거에 가장 중요한 역할을 한다. 남성 호르몬은 뇌하수체에서 나오는 호르몬(LHRH)의 자극을 받아 고환과 부신에서 분비되므로, 남성 호르몬이 생성되는 과정을 억제하거나 전립선에 작용하지 못하게 하여 암세포의 수를 줄이는 것이다.

호르몬 치료는 전립선암이 임파선이나 뼈에 전이된 경우에 시행하는 방법으로, 암의 치유가 아닌 암의 진행을 억제하고 환자의 수명을 연장하는 데 목적이 있다.

호르몬 치료는 초반에 전립선암의 성장을 억제하여 약 60~80%의 환자에게 효과를 거둘 수 있다. 하지만 암세포를 제거하기 힘들고 일정 기간이 지나면 호르몬 무반응성으로 바뀐다는 한계가 있다.

어떤 호르몬 치료를 선택할 것인지는 환자의 경제적인 상태, 각 치료 방법의 효과와 안정성 및 환자의 삶의 질 문제를 다각적으로 고려해서 결정해야 한다. 만일 환자가 비교적 나이가 젊어 성생활을 영위할 가능성이 높고 경제적 상황이 양호하다면 비스테로이드성 항안드로겐 제제 단독요법을 시행할 수 있다. 그러나 환자가 고령이고 형편이 어려우면 고환 절제술을 시행할 수 있다.

근치적 전립선 적출술 또는 방사선 치료만으로 충분히 암을 제거할 수 없거나, 치료 전후에 보조적인 목적으로 호르몬 치료를 사용할 수도 있다.

01 양쪽 고환 제거술

고환 양쪽을 모두 제거하는 수술이다. 한 번으로 끝나며 수술이 간단하고 합병증이 없다. 남성 호르몬은 평균적으로 수술 후 9시간이 지나면 체내에서 거의 없어진다. 그러나 환자의 정신적 충격이 크고 40%에서 얼굴이 화끈거리는 증상이 나타나는 단점이 있다.

02 에스트로겐 요법

에스트로겐의 생산을 조절하는 뇌하수체 호르몬은 황체 형성 호르몬 방출 호르몬(LHRH)을 줄여준다. 이 방법은 비용이 적게 들지만 성욕이 감소되고 성기능이 저하되며 유방이 커져 여성형 유방이 된다. 몸무게가 늘고 심장과 폐에 부작용이 있어 현재는 많이 사용되지 않는다.

03 LHRH 유도체

졸라덱스와 루프론을 사용한다. 4주에 한 번씩 복부의 피하에 주사하는데, 주사제를 사용한 후 2~3일은 호르몬이 증가되어 골 통증이 심해지지만 2주 정도 지나면 남성 호르몬이 거세 수준으로 떨어지고 증상이 호전된다. 성욕이 떨어지고 성기능이 감소되지만, 사용을 중단하면 3개월 후 회복된다.

04 항안드로겐 제제

스테로이드성 항안드로겐 성분으로는 사이프로테론과 메게스트롤이 있고, 비스테로이드성 항안드로겐 성분으로는 플루타미드, 닐루타미드,

비칼루타미드 등이 있다. 발기력은 유지되지만 단독 요법으로는 효과가 없다.

05 병용 안드로겐 차단 요법

가장 흔히 사용되는 방법은 LHRH 유도체와 플루타미드 등이다.

외과 요법

01 근치적 전립선 적출술

암이 전립선 내에 국한되어 있을 때 수술로 암을 제거하는 방법이다. 1, 2기의 초기 암이거나 환자의 나이가 70세 이하일 경우에 방사선 치료나 전립선 적출 수술을 하게 된다. 국소 전립선암에 근치적 전립선 적출술을 하는 것은 비교적 침해적인 방법이지만, 전립선암을 완치할 수 있는 가장 확실한 치료법이다.

근치적 전립선 적출술은 전립선에 접근하는 방향에 따라 아랫배 부위를 절개하는 치골 후부 전립선 적출술과, 음낭과 항문 사이의 회음부를 통해 접근하는 회음부 전립선 적출술의 두 가지 방법이 있다. 치골 후부 전립선 적출술은 골반 림프절을 제거하고 전립선, 정낭 등을 전체적으로 제거하는 수술이며, 회음부 전립선 적출술은 전립선, 정낭 등은 제거가 가능하나 동시에 림프절을 절제하지는 못한다.

적출술을 할 경우에는 전신 마취를 해야 한다. 수술 후 생식 능력이 없어지고 발기 부전이나 요실금 등의 후유증이 발생할 수 있으나, 70~80% 정도는 발기 신경 보존이 가능하다.

수술 후 합병증으로는 요실금, 발기 부전, 요도 협착, 출혈과 주위 조직 손상 등이 있으며, 그 외에 마취에 의한 합병증이 생길 수 있다. 또한 전립선암을 완전히 제거했다고 생각했는데 수술 후에 혈중 전립선 특이 항원 수치가 올라가는 경우가 있다. 즉, 전립선암이 재발하는 경우다. 이 경우에는 수술 후에 방사선 요법이나 호르몬 요법 등을 추가적으로 시행해야 한다.

02 경요도적 절제술

전립선을 모두 들어내지 않고 암 조직만 제거하는 방법이다. 근치적 전립선 절제술을 받지 못하는 사람들이나 다른 치료를 받기 전에 종양으로 인한 증상을 줄여주기 위해 시술된다.

방사선 요법

최소의 부작용으로 전립선암을 제거하기 위한 방법이다. 근치적 전립선 적출술처럼 암이 전립선 내에 국한되어 있고 10년 이상 생존할 것으로 기대되는 경우에 시행한다. 수술에 대한 위험 부담이 있어 근치적 전립선 적출술을 시행하기 힘든 경우, 수술 후 암세포가 남아 있는 경우에 추가적으로 시행하기도 한다. 국소적으로 진행된 전립선암의 경우에 흔히 시행되고, 뼈나 다른 장기로 원격 전이가 발생한 경우에도 통증 완화를 목적으로 시행할 수 있다.

방사선 치료 후에는 대부분의 사람들에게서 작열감과 잦은 소변 등의 방광염 증상이 나타난다. 설사가 있거나 대소변에 피가 섞여 나오는 경우도 있다. 그러나 이런 증상들은 일반적으로 치료 후 몇 주가 지나면 자연히 사라진다.

방사선 치료의 합병증은 전립선 요도, 방광 경부, 전면 직장벽 등에 잠재적인 손상을 줄 수 있기 때문에 광범위한 임상적 증후군을 나타낸다. 방사선 조사 범위가 넓어지면 방광 삼각부, 요관구, 후면과 측면 직장벽, 구부·막양부 요도까지 잠재적 손상이 유발될 수 있다. 방사선 치료도 수술과 마찬가지로 발기 부전이 생길 수 있으나 근치적 전립선 적출술에 비해서는 발생 비율이 상대적으로 낮은 편이다.

방사선 치료는 입원할 필요 없이 외래로 시행할 수 있다는 장점이 있다. 또 방사선 치료 후 PSA 수치가 0.2 이하인 경우는 10년 후에도 80%까지 암이 재발하지 않았다.

01 외부 방사선 치료

2차원적인 방사선 치료의 경우 체외에서 전립선에 방사선을 조사한다. 대부분의 경우 전립선에 6,000~7,000rad를 조사하고 골반 결절에 5,000~5,500rad를 조사한다. 일반적으로 하루에 한 번, 주 5회 조사하며, 5~6주 정도의 치료 기간이 필요하다. 최근에는 방사선 치료 기술의 발전으로 3차원 입체 조형 방사선 치료(3D CRT) 및 강도 변조 방사선 치료(IMRT) 등이 도입됨으로써 8000rad까지 조사가 가능하여 치료 효과를 높이고 있다.

02 조직 내 방사선 치료

조직 내 방사선 치료는 매우 작은 방사선 동위원소를 전립선에 심는 방법으로 초기 전립선암에 유용하다. 그러나 방광 및 직장 벽의 방사선 손상으로 인해 수술이 필요한 합병증이 생긴다.

근래에는 경직장 초음파 검사와 컴퓨터의 발달로 아이오딘 125(I-125)나 팔라듐 103(pd-103)이 들어 있는 칩을 종양 부위에 넣는 방법이 있다. 초음파 모니터를 보면서 아이오딘이나 팔라듐이 들어 있는 칩을 전립선에 직접 주입하는 방법으로, 입원할 필요가 없고 수일 내로 일상생활로 복귀가 가능하다. 팔라듐 103은 시간당 20rad로 17일간 효과가 있어 크고 저분화된 전립선암에 사용되고, 아이오딘 125는 시간당 10rad로 60일간 효과가 있어 그 이외의 경우에 사용된다.

화학 요법

호르몬 치료가 유효하지 않은 증례나 호르몬 치료의 효과가 없어졌을 때 실시하며, 대개 재발이 잦고 수술을 받기는 위험한 4단계 전립선암 환자에게 적용한다. 점적을 할 경우에는 보통 두 종류 이상의 항암제를 사용하며, 8주 이상 계속한다. 호르몬 요법과 마찬가지로 전신에 작용하지만 효과가 지속되는 기간이 짧아 효능을 인정하지 않는 의사도 많다.

prostate...
10

파워샘 K-파워 추출물로 생활에 활력을

60대 후반의 남성 J 씨는 소변 줄기가 가늘고 소변은 마려운데 한참을 기다려야 나오고 소변을 본 후에도 또 마렵고 하는 등 시원치 않았다. 밤에 자다가도 서너 차례 화장실에 가야 했다.

그래서 옆에서 곤히 자고 있는 집사람에게 미안하기 짝이 없었다고 한다. 밤잠을 설치니 낮에도 늘 피곤하고 때로는 멍했다. 제일 큰 문제는 정력이 감퇴되어 부부 생활을 할 수가 없는 것이었다.

아직 60대인데 벌써 남자 구실을 못 하다니 허탈하고 세상사가 다 귀찮고 재미가 하나도 없었다고 했다. 종합 검진 결과 전립선에 이상이 있다는 통보를 받고 이 지역 유명 병원인 S병원에서 전립선 조직 검사까지 받은 결과 최종적으로 '전립선 비대증'이라는 진단이 나왔다.

S병원에서 처방해준 약을 2년 가까이 섭취하고 주기적으로 소변 검사, 혈액 검사, 초음파 검사를 받았지만 완치되지는 않았다. 혈뇨도 조금 있고, 피 수치도 기준치보다 조금 높았다. 무엇보다 소변을 본 후 시원치 않고 잔뇨감도 여전하고 정력도 되살아나지 않았다.

그런데 우연히 파워샘 K-파워 추출물을 알게 되어 하루도 거르지 않고 아침저녁으로 섭취한 결과 3개월이 지나면서 서서히 소변 줄기가 커지고 잔뇨감도 없이 시원해졌다.

그리고 잠자기 전에 한번 소변을 보면 자다가 깨지 않고 이튿날 아침까지 숙면을 취할 수 있었다. 무엇보다 반가운 것은 정력이 되살아났다는 점이다. 이런 좋은 제품을 만들어 주셔서 감사할 따름이라며 감사 인사를 받았는데 필자 입장에서는 이보다 더 흐뭇하고 보람을 느끼는 일이 없다.

K 씨는 이미 40대 후반부터 소변을 보고 난 뒤 바지 지퍼를 올리고 몇 발짝 걸으면 소변이 흘러 팬티가 젖고 바지가 젖은 적도 많았다고 하소연했다. 남들이 볼까 창피해서 소변이 완전히 다 나올 때까지 기다리는 것이 습관이 되었다.

그 뒤에 또 다른 증상이 나타났다. 밤에 잠을 자다 소변이 보고 싶어 깨는 횟수가 늘어나기 시작한 것이다. 물을 많이 먹는 편이라 그런가 싶어 저녁에 물을 먹지 않으려고 노력했는데도 여전히 잠을 깨는 횟수가 잦았다.

그 뒤 건강검진을 받다가 초음파 검사에서 전립선 결절이라는 진단을 받았다. 의사가 전립선 비대라고 진단했다.

고민을 하다가 주변 지인에게 파워샘 K-파워 추출물을 소개받고 섭취해 보니 우선 밤에 자다 일어나는 횟수가 줄었다. 여기에 소변이 흐르는 것도 줄어들고 개운한 느낌이 들었다. 지속적으로 섭취한 결과 지금은 밤에 자다가 깨는 경우는 거의 없고 소변을 보고 난 뒤에도 소변이 흘러 팬티와 바지를 적시는 일이 없어졌다. 성 능력도 많이 향상된 것 같아 만족스럽다고 했다.

L 씨도 10년 전 요도 끝이 따끔따끔하면서 화장실도 자주 가게 되어서 병원에 갔다고 한다. 의사에게 전립선염을 진단받고 1~2개월 치료했지만 좋아지는 것처럼 보이다 치료를 중단하면 또 재발하고, 약을 몇 개월 복용해도 차도가 없었다.

약을 장기간 복용하다 보니 역류성 식도염과 위염만 심해지고 전립선염도 더 악화되어 고환통까지 와서 무척 괴로웠다. 우연히 만난 옛 친구에게 이 이야기를 했더니 친구도 똑같은 증상을 앓았는데 파워샘 K-파워 추출물을 섭취해 완치됐다며 적극 권했다.

사실 가격 때문에 좀 망설였는데 아침저녁으로 섭취했더니 몇 달이 지나자 기적같이 요도가 아픈 것도 사라지고 고환통도 좋아지고 오줌도 잘 나오고 정말 신기했다.

6개월 이상을 복용하니 거의 완치되어 섭취를 중단했다. 하지만 작년 겨울부터 조금씩 재발되는 것 같아 다시 사용했는데 좋아졌다. 파워샘 K-파워 추출물을 권했던 친구도 재발 없이 정상으로 됐다고 한다.

오래전부터 전립선으로 고생한 O 씨는 K-파워 추출물을 신문 광고를 보고 구입해서 섭취하기 시작했다. 거의 6개월을 섭취하였는데도 별 차도가 없었지만 그래도 꾸준히 약 12개월 이상을 섭취하니 서서히 개선되었다.

아마도 나이가 많아서인지 그리고 거의 20년 이상 되어서 그런지 오래 섭취하니 지금은 정상 수치에 도달했다고 한다. 고령이거나 오래된 전립선은 1년에서 2년 이상 섭취해야 전립선이 회복되는 것 같다면서, 지금은 생활에 큰 불편 없이 만족한 삶을 살고 있다고 전해주었다.

prostate...

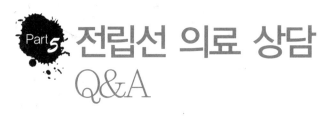

Part 5 전립선 의료 상담
Q&A

전립선염의 증상은 주로 세균 감염, 스트레스, 과음 등에 의한 골반 근육의 지나친 긴장 상태에 의하여 생깁니다. 세균 감염이 치료된 후에도 습관적인 긴장 상태는 반복적으로 찾아올 수 있습니다. 치료 후에도 완전히 증상이 없어져 재발을 전혀 하지 않는 것이 아니라, 과로 등의 원인이 있으면 쉽게 재발할 수 있습니다.

따라서 전립선염의 증상은 장시간에 걸쳐 생활 습관을 개선함으로써 치료가 가능한 것입니다. 즉, 재발을 유발하는 원인 인자(스트레스, 과음, 과로, 오래 앉아 있는 것 등)를 가능한 피해야 합니다.

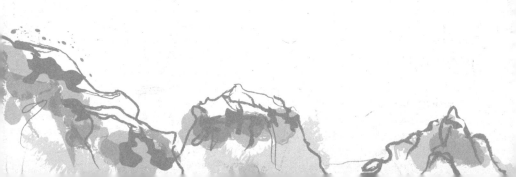

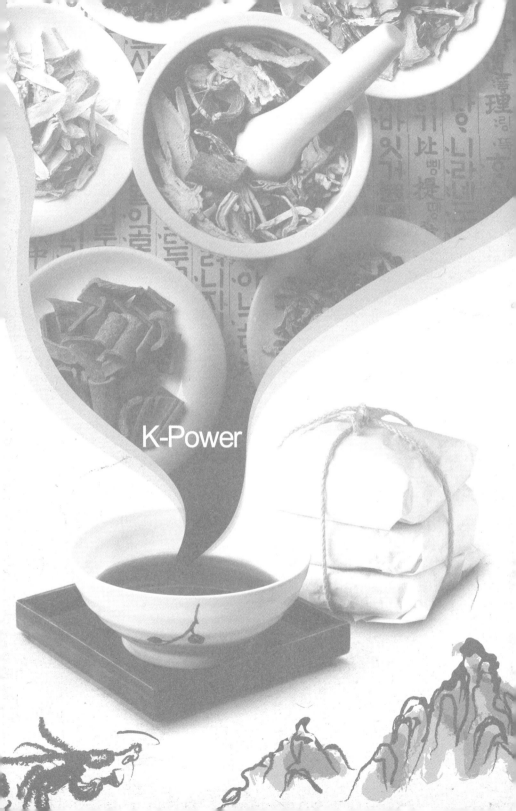

K-Power

전립선 질환, 일상생활, 부부 관계

Q | 성교할 때 정액에 피가 섞여 나옵니다

30대 남성입니다. 얼마 전부터 사정할 때 정액에 피가 섞여 나옵니다. 정액 색깔이 붉은 기가 느껴질 정도로 피가 보입니다. 평소에도 가끔씩 고환 부위가 당기면서 아프고 약간 붓기도 합니다. 시간이 지나면 가라앉고요. 약 3년 전쯤 전립선염으로 비뇨기과 치료를 받은 적이 있는데, 혹시 재발한 것은 아닐까요?

A | 정액에 피가 섞여 나오는 혈정액증은 후부 요도, 전립선이나 정낭의 염증, 종양, 결석이 원인이 될 수 있습니다. 정액에 혈액이 섞였다고 하더라도 고환에서 피가 나오는 것이 아니고 정낭, 전립선

의 염증이나 요도의 미세한 출혈로 혈액이 섞이는 것입니다.

혈정액증이 있을 경우 고환에 문제가 생겨 임신이나 성기능에 어떤 이상이 있지 않나 걱정하게 되는데, 그런 경우는 거의 없습니다. 나이가 많은 남성의 경우 전립선암의 가능성도 있어 검사를 받아야 하지만, 젊은 남성이라면 일시적인 현상일 확률이 높습니다.

일시적으로 나타나는 2회 이하의 혈정액은 건강한 사람에게서도 나타날 수 있으므로 크게 신경 쓰지 않아도 됩니다. 그러나 출혈량이 많거나 3회 이상 지속적으로 혈뇨가 발생할 때는 몸의 이상 신호로 볼 수 있으니 검사를 받아야 합니다. 가끔씩 고환 부위가 아프다는 것 또한 전립선염이 재발되었을 가능성이 높은 증상인데, 전립선염이 재발한 것인지 고환에 다른 이상이 있는 것은 아닌지 확인을 받아보는 것이 좋겠습니다.

Q | 정액 색깔이 이상합니다
20대 남성입니다. 정액 색깔이 좀 이상한 것 같아 문의드립니다. 사정할 때 정액이 누렇고 고환도 조금 아픈데 혹시 고환에 무슨 이상이 있는 것은 아닐까요?

A | 정액의 색은 신체의 상태나 성교 횟수에 따라 많은 차이가 생깁니다. 정액의 구성 성분은 전립선, 정낭, 고환의 분비액이 주된 것인데, 주로 전립선에 염증이 있을 때 색이 변할 수 있습니다.

색이 누렇게 된다고 해서 염증이 나오는 것은 아니고, 정액이 농축되어 그런 경우가 많습니다. 정액 검사를 하면 염증이 있는지 고름이 나오는 것인지 쉽게 알 수 있습니다. 고환이 아픈 증세는 부고환에 염증이 있거나 전립선에 염증이 있을 때 나타날 수 있습니다.

Q 정액이 줄고 발기가 안 되는데 약물 부작용일까요?

48세 남성입니다. 병원에서 비세균성 전립선염이라는 진단을 받고 현재 전립선 약을 1년 정도 계속 복용하고 있습니다. 그런데 전립선 약을 먹은 이후 사정량이 점점 줄어들어 전에 비해 1/5 수준밖에 되지 않고 발기도 1개월에 한 번 정도밖에 되지 않습니다. 전립선염이 있기 전에는 이런 일이 없었는데, 치료를 받고 약을 먹으면서부터 이런 증상이 나타나 매우 걱정됩니다.

A 약물의 종류에 따라 그런 경우가 있습니다. 알파 차단제 중 일부 약은 역행성 사정을 일으켜 사정액이 방광으로 올라가서 사정액이 줄어듭니다. 남성 호르몬을 억제하는 약이 들어 있을 경우에도 정액량이 줄어들 수 있습니다. 항생제나 소염제는 그런 부작용이 없습니다. 그런 성분이 있는 경우는 약을 바꾸면 다시 정상적으로 정액이 나올 것입니다.

Q 전립선 질환이 2세에게 영향을 주나요?

결혼한 지 6개월 된 30대 초반 남성입니다. 아내는 신혼이지만 아이가 늦었다며 임신을 서두르고 있습니다. 그런데 뜻대로 되지 않자 초조해합니다. 그러던 중 몇 주 전부터 성관계를 가질 때 정액에서 피가 약간씩 비치는 것을 발견했습니다. 병원에 가보니 전립선염이라고 합니다. 그동안 임신이 되지 않은 것이 전립선염 때문인지, 또 전립선에 문제가 있는데 임신을 해도 되는지, 치료를 받을 경우 아내와 2세에게 어떤 영향을 미칠지 걱정됩니다.

A 전립선염이 있는 경우는 정자의 활동력이 저하되기 때문에 임신율이 낮아지게 됩니다. 그러나 임신이 되었을 때 태아의 기형이나 다른 문제를 유발한다는 증거는 없습니다. 즉, 전립선염 등 전립선 문제가 있어도 세균성 전립성염이 아니라면 아내나 2세한테는 아무런 영향을 미치지 않습니다. 또 전립선으로 인한 치료약이나 치료 역시 아내나 2세에게 아무런 영향을 미치지 않으니 걱정하지 않아도 됩니다.

Q 사정을 참는 것이 해로운가요?
정력에 좋다고 해서 몇 년째 쭉 괄약근 운동을 해 온 사람입니다. 그 덕분에 최근 들어서는 자위나 성관계를 할 때 괄약근을 조이고 사정을 참을 수 있게 되었는데요. 이렇게 사정을 참으면 전립선염이 생길 수 있다는 이야기를 들어서 걱정됩니다. 저는 정액이 이미 분출되기 시작한 상황에서 분출을 참는 것이 아니라, 사정이 시작되기 전에 사그라지게 하기 위해 괄약근을 조이는데요. 그래도 지장이 있을까요?

A 사정감이 들 때 사정을 참는 것은 조루 치료의 한 방법으로도 이용되는 만큼 자신이 사정감과 정액이 분출되는 시점을

잘 알 수 있다면 큰 영향은 미치지 않습니다. 그러나 정액이 분출되기 시작할 때 사정을 억지로 참거나 손으로 사정을 억제하는 것은 전립선이나 남성 생식 기관에 당연히 좋지 않은 영향을 미치게 됩니다.

Q 전립선에 혹이 생겼다는데 암인가요?

제 나이는 현재 33살이고, 일이 늦게 끝날 때가 많아 늘 피로가 쌓여 있는 편입니다. 크게 어디가 아프다는 자각 증상은 없었는데 얼마 전 건강 검진을 받았을 때 전립선에 혹이 있는 듯하다는 진단이 나왔습니다. 초음파로는 정확하게 혹인지 아닌지 알 수 없으니 비뇨기과에서 정확한 검사를 받아보라고 하는데, 혹시 전립선에도 물혹이 생길 수 있나요? 전립선의 경우 혹이 있으면 그것이 커서 암이 되는 것은 아닌지 걱정됩니다.

A 전립선에 혹이 있다고 하더라도 양성 종양이 많습니다. 그리고 나이를 고려해보아도 악성 종양일 가능성은 낮습니다. 전립선에도 물혹이 있을 수 있으나 대부분은 양성이고, 전립선암의 경우 물혹의 형태로 나타나는 경우는 드문 케이스입니다. 일단은 비뇨기과에서 경직장 초음파 검사를 해보는 것이 좋겠습니다.

Q 전립선 마사지는 얼마 주기로 받아야 하는지요?

전립선 질환을 치료할 때 전립선 마사지로 자극을 해서 정액을 뺀다고 알고 있는데요. 전립선 마사지는 치료하는 동안 계속해야 하는 건가요? 아니면 약을 먹고 주사만 맞고 필요할 때만 하는 건가요? 제가 요새 장이 좀 안 좋은데, 검사 전에 관장을 해야 하는지도 궁금합니다.

A 전립선 마사지는 전립선 액을 검사하기 위해서 하는 검사법으로, 마스터베이션으로 정액을 얻는 방법과 전립선을 손으로 자극하여 전립선 액을 받는 방법이 있기는 하지만, 그보다는 전립선 마사지가 더 간편하므로 전립선 마사지를 많이 사용합니다. 전립선 마사지는 직장 검사를 할 때처럼 손가락을 항문에 넣고 마사지하여 전립선 분비물을 채취하는데, 시간도 10~20초 정도밖에 걸리지 않습니다. 그리고 관장은 하지 않습니다. 전립선 마사지의 주기는 초기에는 일주일에 2회를 하고, 치료가 되면 그 간격을 늘려 가면 됩니다.

Q 전립선 염증이 남아 전립선암이 된 것은 아닌지요?
얼마 전 전립선암 진단을 받은 56세 남성입니다. 그동안 소변을 볼 때 통증이 있다거나 다른 이상 증상이 있었던 것도 아닌데 암이라고 하더군요. 10년 전쯤 전립선염을 앓고 치료를 받은 적이 있었는데, 혹시 그때의 염증이 남아 전립선암으로 발전된 것은 아닐까요?

A 전립선염과 전립선암 사이에는 어떤 상관관계도 없습니다. 전립선염이 있다고 해서 다른 전립선 질환의 위험도가 증가하지는 않습니다. 그러나 전립선염이 치료되었다고 해도 다른 전립선 질환인 전립선암, 전립선 비대증이 생길 수 있습니다.

Q 술을 마시면 소변을 볼 때 불쾌감이 심해집니다

30대 초반의 기혼남인데 미혼 때보다 나아지긴 했으나 술을 마신 후나 과로를 한 후에는 소변을 볼 때 유난히 불쾌한 감이 있습니다. 과거에 요도염을 앓은 경험이 있는데 어떤 상관이 있는지요?

A 청장년층에서 나타나는 과음, 과로 후 간헐적인 배뇨 이상과 회음부 불쾌감은 대부분 전립선으로 인한 증상입니다. 요도염을 앓은 후에 전립선염이 생겨 그런 증상이 올 수 있습니다. 전립선 증상은 술을 마신 후에 더욱 심해지는 경향이 있습니다. 요도염에 걸리지 않았더라도 전립선에 대한 종합적인 검사를 해보는 것이 좋을 것 같습니다.

Q 전립선 비대증 약은 왜 밤에 먹나요?

전립선 비대증으로 치료를 받고 있는 중년 남성입니다. 치료약을 복용 중인데, 밤에만 먹어야 한다고 합니다. 전립선 비대증 약을 꼭 밤에만 먹어야 하는 이유가 따로 있는 건가요?

A 전립선 비대증 약은 남성 호르몬 합성 억제제와 교감 신경에 작용하는 것 두 종류가 있습니다. 이 중에서 남성 호르몬 합성 억제제는 하루 중 정해진 시간에만 일정하게 복용하면 됩니다. 그러나 교감 신경에 작용하는 약의 경우에는 말초혈관을 확장하여 혈압 치료에 사용하기 때문에 활동하는 시간에 복용하게 되면 기립성 저혈압이라는 부작용을 일으켜 앉아 있거나 누워 있다가 갑자기 일어설 때 어지럼증을 느

낄 수 있습니다. 따라서 잠자기 전에 복용하여 그런 부작용을 최소화하는 것입니다.

Q 자전거를 타면 전립선에 안 좋은가요?
자전거를 무척 좋아해서 젊었을 때부터 동호회 활동을 하던 사람입니다. 40대지만 무리 없이 자전거를 즐기고 있었는데 병원에 가니 전립선 비대증이라고 합니다. 치료받는 동안 자전거를 타지 않는 것이 좋겠다는 의사의 말을 들었습니다. 전립선에 자전거가 많이 안 좋은가요?

A 자전거 타기는 일반적으로 남성 기능에 나쁜 영향을 미칩니다. 사이클 선수들이 다른 운동선수에 비해 배뇨 장애 및 성기능 장애(발기 장애, 사정 장애, 여성의 불감증 등)의 빈도가 높다는 발표도 있습니다. 사이클링같이 좁은 좌석에 앉아서 회음부를 자극하는 운동을 하게 되면 골반 근육의 긴장성 통증과 경련을 유발하고 이로 인한 요도 괄약근 경련으로 배뇨 곤란 증상과 전립선통 증상이 나타납니다. 골반 근육과 연관된 구부 해면체 및 좌골 해면체 근육의 기능도 원활치 못해 발기 및 사정 장애가 나타납니다.

자전거 안장은 인체의 회음부(고환과 항문 사이)에 닿게 됩니다. 그런데 이 회음부는 발기에 관여하는 신경과 혈관이 지나가는 곳입니다. 따라서 장시간 회음부를 압박하게 되면 혈액 순환이 나빠지고 신경에 손상이 올 수 있습니다.

특히 전립선염 증상이 있는 남자는 자전거를 피하는 것이 좋습니다.

전립선염은 대개의 경우 회음부 근육이 수축되어 생기기 때문에 이 부위를 장시간 압박하는 것은 피해야 합니다. 만약 자전거를 꼭 타야만 한다면 너무 오래 타지 않도록 하고, 자전거 안장에서 자주 엉덩이를 들어 혈액순환을 돕는 것이 좋습니다. 요즘에는 전립선 보호 안장도 있으니 구입해 사용하는 것도 좋습니다.

Q | PSA 수치가 높으면 전립선암일 수 있나요?
올해 27세인 직장 남성입니다. 얼마 전 회사에서 종합건강검진을 받았는데 전립선 질환을 검사하는 항목인 PSA 수치가 정상치보다 높은 7.8 정도가 나왔습니다. 한 달 후에 재검사를 받으라고 하네요. PSA 수치가 높게 나오면 전립선암일 수 있다고 하던데, 혹시 암은 아닌지 걱정됩니다. 참고로 저는 담배를 피우지 않고 술도 거의 하지 않는 편입니다.

A | 27세라면 전립선암일 가능성은 거의 없습니다. 나이가 젊은 경우에 PSA 수치가 높은 것은 염증성 반응에 의한 것이 대부분입니다. PSA 검사에서 0~4ng/mL 범위라면 정상 소견이지만, 4ng/mL 이상인 경우에는 정밀 검사를 하는 것이 좋습니다. 하지만 전립선암이 아니더라도 4ng/mL 이상으로 올라가는 경우가 많이 있습니다. 직장수지 검사를 하는 경우, 전립선염이 있는 경우, 급성 요폐 증상이 있는 경우, 성행위 직후 검사한 경우, 소변 줄을 삽입한 경우 등에서 PSA 수치가 4ng/mL 이상으로 올라갈 수 있습니다.

이런 경우에는 약 2~4주 경과한 이후에 다시 검사해야 하는데, 재검사 결과에서도 정상 수치로 떨어지지 않거나 오히려 더 올라간 경우에는 초음파 등의 추가 검사를 통해 확인하는 것이 좋습니다.

Q 약을 먹어도 낫지 않는데 계속 먹어야 하나요?
올해 27세인 직장 남성입니다. 전립선염으로 약을 복용하고 있는데 약을 먹어도 그때뿐이고 자꾸 재발됩니다. 어떻게 해야 좋을지 답답하기만 하고 괜히 짜증만 늘어갑니다.

A 전립선염의 증상은 주로 세균 감염, 스트레스, 과음 등에 의한 골반 근육의 지나친 긴장 상태에 의하여 생깁니다. 세균 감염이 치료된 후에도 습관적인 긴장 상태는 반복적으로 찾아올 수 있습니다. 치료 후에도 완전히 증상이 없어져 재발을 전혀 하지 않는 것이 아니라, 과로 등의 원인이 있으면 쉽게 재발할 수 있습니다.

따라서 전립선염의 증상은 장시간에 걸쳐 생활 습관을 개선함으로써 치료가 가능한 것입니다. 즉, 재발을 유발하는 원인 인자(스트레스, 과음, 과로, 오래 앉아 있는 것 등)를 가능한 피해야 합니다.

전립선염은 쉽게 치료되지 않고 나은 듯하면서도 자주 재발되며, 통증이 심하기 때문에 우울증이 오는 경우가 많습니다. 충분히 휴식을 취하고, 매일 취침 전 30분간 반신욕을 하고, 골반 스트레칭 운동을 하여 기분 전환을 하는 것이 좋습니다. 또한 조급하게 생각하지 말고 약을 꾸준히 복용해야 합니다.

Q

영업직이라 술을 마실 기회가 많은데 어떡하나요?

전립선염으로 치료 중입니다. 술을 마시면 안 된다는 것을 알고 있지만 영업직이다 보니 술자리를 피하는 것이 쉽지 않습니다. 그러나 잦은 술자리로 인하여 치료를 해도 증상이 좋아지지 않습니다. 좋은 방법이 없는지 궁금합니다.

A

전립선염 환자는 술을 마시면 증상이 심해집니다. 물론 이는 세균성이건 비세균성이건 상관없이 공통적인 현상입니다. 전립선염 환자가 술을 먹을 때 증상이 심해지는 이유는 다음과 같습니다.

전립선염 환자의 회음부나 하복부 만성 통증의 원인은 근육의 지나친 긴장 상태입니다. 그런데 술을 많이 먹게 되면 소변의 양이 많아지고 마려운 감각이 둔해져서 방광이 팽창된 상태가 되기 쉽습니다. 우리 몸은 방광이 팽창되면 괄약근, 즉 회음부 근육을 조이게 됩니다. 술을 마시면 회음부 근육의 긴장 상태가 더욱 악화되어 통증이 심해지는 것입니다. 과음 상태에서 화장실에 가면 소변이 쉽게 나오지 않는데 이는 회음부 근육이 조여진 상태이기 때문입니다.

전립선염 환자의 소변은 산성인 경우가 많습니다. 소변의 정상적인 pH는 5~8 정도인데, 전립선염 환자는 대부분 5~6으로 나타납니다. 술을 마시면 몸의 수분이 빠져나가 탈수 상태가 되기 때문에 소변의 산성도가 매우 높아져 전립선염의 증상이 악화됩니다.

따라서 전립선염 환자들은 가급적 술을 1~2잔 정도로 조절하는 것이 가장 좋고, 과음하는 경우는 소변을 자주 보고, 술자리가 끝난 후에는 물을 충분히 마시는 것이 바람직합니다.

Q 소변이 새어 나온다고 외출을 못 하는 아버님
저희 아버님은 올해 70세이십니다. 항상 정정하셨는데 얼마 전
부터 소변이 자주 마렵다고 하시더니 근래에는 소변이 새어 나오는가 봅
니다. 하루에도 옷을 몇 번씩이나 갈아입으시고 외출도 하지 않으십니다.
어떻게 도와드려야 할까요?

A 소변이 불규칙해지는 현상에는 몇 가지 유형이 있습니다. 소
변이 시원하게 나오지 않는 것이 가장 흔한 현상이고, 시도
때도 없이 새어나오는 소태 현상도 그중 하나입니다. 최악은 방광에 오
줌이 가득 고여도 배출을 못 해 고통을 받는 것입니다. 이런 현상의 가장
큰 원인은 전립선 이상에 있습니다. 전립선은 방광과 요도 사이를 제어
하는 장기로서, 요의를 느낄 때 소변을 참게 하거나 또는 소변을 시원하
게 내보내는 관문 역할을 합니다. 이 관문이 무력해지면 소변의 출입을 잘
통제하지 못해 시도 때도 없이 소변이 새어나오는 오줌소태가 나타나게
됩니다.

외출이 두렵다고 집에만 있어 해결될 일이 아닙니다. 병원에 모시고 가
서 적절한 치료를 받을 수 있도록 해야 합니다. 전립선은 초기에 치료하
는 것이 최선의 방법입니다. 전립선 비대증은 장시간 방치할 경우 방광과
신장이 손상을 입을 수도 있고 심하면 요독증 같은 치명적인 합병증이 생
길 수 있습니다.

Q | 성교통이 있으면 전립선염일까요?
30대 후반의 직장인입니다. 저는 아내 이외의 여자에게는 한 번도 눈길을 주지 않았으며 자위도 별로 하지 않습니다. 그런데 요즘 들어 성교를 할 때 통증이 느껴집니다. 일시적일 것이라 생각했는데, 할 때마다 통증이 느껴지고 페니스 아래쪽이 붓는 것 같기도 하는데 혹시 전립선염일까요?

A | 정상적인 관계 중에도 통증을 느끼는 경우가 있습니다. 이를 성교통증이라 하는데 여성의 경우 질이 잘 열리지 않거나 분비액이 잘 나오지 않아 생길 수 있습니다. 남성은 요도나 전립선의 염증이나 비대가 원인일 수 있고 아직 발견하지 못한 암이나 결석 등이 있을 때도 통증이 올 수 있습니다.

남성이 성교를 할 때 생식기 주변의 통증이 있고, 특히 발기만 돼도 페니스의 아래쪽이 불쾌하게 붓는 느낌이 들며, 회음부를 따라 통증이 수반된다면 전립선 질환을 의심할 수 있습니다. 전립선 질환이 있으면 고환과 항문 사이인 회음부의 통증이나 불쾌감, 고환의 통증이나 불쾌감, 소변보는 것과 관계없는 성기 끝의 통증이나 불쾌감, 허리 이하의 치골 혹은 방광 부위의 통증이나 불쾌감, 배뇨통, 성관계 시나 사정 시 또는 그 이후에 통증이나 불쾌감이 나타납니다.

한의학으로 살펴본 전립선 질환

한의학에서 융폐, 산증(疝症), 임병(淋病)의 범주에 해당하는 전립선염과 전립선 비대증은 현재 노령화와 생활양식의 변화로 급속히 증가하는 추세이다. 전립선 질환의 원인을 한의학적인 관점으로 보면 다음과 같다.

먼저 요로 생식기의 감염과 염증으로 인해 외부의 습열(濕熱)이 전립선과 주위 조직에 침범하여 급·만성 전립선염을 유발하는 경우

둘째 하복부의 과다한 지방 축적, 음식 부절제로 인한 소화 기능 약화, 찬 음료의 과다 섭취, 성행위 이후 하초(下焦)를 냉기에 노출시키는 등의 잘못된 섭생으로 인해 한습(寒濕)이 몸에 저류되어 소변의 배출을 불리하게 하는 경우

셋째 노화, 방로(房勞) 과도, 과로, 담배 등에 의해 선천적 남성 에너

지와 진액의 원천인 신(腎)의 양과 음이 허손되는 경우

넷째 스트레스, 오랜 좌식 생활, 운동 부족 등으로 인체기의 흐름이 정체되고 막혀 소변기화와 선분비물의 배출을 막는 기기불리(氣機不利)의 경우

다섯째 앞에서 말한 하초의 기정체로 인해 혈액 순환이 방해되어 전립선 주위에 울혈과 부종이 유발되고 노폐물과 독소의 축적을 야기하여 하복부 통증과 적취를 만들어내는 어혈이 생기는 경우 등이다.

이상의 다섯 가지가 전립선 질환의 직접적인 원인이지만 대개 전신적인 기혈음양(氣血陰陽), 한열허실(寒熱虛實) 등의 복합적 문제들이 상호 연관되어 소변불리의 상태를 나타내는 경우가 대부분이다. 즉, 전립선의 문제는 남성의 전체적인 건강 상태를 나타내는 척도가 된다고도 할 수 있다.

특히 50대 이후의 남성들은 기본적으로 신음(腎陰), 신양(腎陽)의 허손(虛損)을 바탕에 두고 다른 요인들이 결부되어 있는 경우가 많으므로 단순한 대증 치료보다 근본적으로 부족한 인체의 요소를 보(補)해주면서 여타 원인들을 함께 치료해나가는 방식을 선택하는 것이 이상적이다.

이러한 치료 원리에는 하초의 양기를 올려주고 부족한 진액을 보충하는 보신양자신음(補腎陽滋腎陰)의 치법과 더불어, 정체된 기와 혈액의 흐름을 유리하게 하여 어혈로 인해 충혈되어 커져 있는 전립선과 골반부의 근육을 풀어주는 행기산어법(行氣散瘀法), 잦은 만성 염증 상태를 개선하기 위해 습열(濕熱)을 제거하고 노폐물을 배출해주는 청습열이수(清濕熱利水), 과다한 한습(寒濕)의 저류를 제거하기 위해 비위(脾胃)의 기능을 올

려 인체의 대사 능력을 향상하는 보비양위(補脾養胃)와 보중익기(補中益氣)의 치법이 있다.

　이러한 한의학적 변증법과 보사(補瀉)의 치법 원리에 따라 침, 뜸, 좌훈, 온열 요법 그리고 한약을 함께 적용한다면, 전립선의 문제 해결과 더불어 남성의 전신적인 건강 상태를 함께 개선할 수 있다고 하겠다.

　전립선 건강에 도움을 주는 보조 식품을 살펴보자.

　전립선 비대증 치료에 효과가 있는 것으로 밝혀진 한약재(특허등록 제10-1716956) 성분 중 이리도이드 배당체(iridoid glycosides)가 있다. 여기에는 차전자(질경이씨)의 아우쿠빈(aucubin), 숙지황의 카탈폴(catalpol), 그리고 산수유의 추출 성분인 모로니시드(morroniside) 등이 속한다.

　복분자, 구기자, 고채(씀바귀)의 추출 성분인 트리테르페노이드는 강력한 항산화 능력과 항면역 능력이 있는 것으로 알려져 염증을 가라앉혀 부어 있는 전립선을 완화하며 항암 효과까지 나타내므로 전립선암에도 유효한 성분으로 보도되고 있다.

　급·만성 전립선염에 구백(패랭이꽃), 석위, 황백, 토복령, 포공영(민들레) 등을 사용하면 습열과 열독을 제거하고 어혈을 풀어 통증을 해소하고 이뇨 작용을 원활하게 한다.

　노화와 과로로 훼손된 신의 음양을 보충하고 배뇨 조절 기능을 향상하기 위해 숙지황, 산약(산마), 산수유, 목단피, 택사, 차전자, 우슬 등을 이용하면 소변불리와 더불어 성기능 감퇴, 면역 능력 저하 등 신체 허약으로 생기는 제반 증상들을 개선해준다. 이러한 한약재의 복용법은 환자의 상태와 체질에 따라 배오(配伍) 방법과 용량이 달라지므로 전문가와 상담해서 결정하는 것이 좋다.

최근 자연 보완 요법이 대두되고 있는 서양에서는 전립선 질환에 생약 추출 성분제들을 애용하고 있다. 현재 시판되고 있는 제품으로는 소팔메토(sawpalmetto), 파지움(pygeum), 세닐톤(cernilton), 쿼르세틴(quercetin) 등이 있으나 소비자들 사이에서는 효과에 다소 의문을 품고 있는 사람들이 있는 것 같다.

앞에서 언급했듯이 단일 약재 성분으로는 완치가 어렵고 복합 처방이어야 치료가 가능하다. 전립선의 원인이 전립선 자체만의 문제가 아니라 신장, 방광, 비장, 위장과 관련이 있기 때문이다.

따라서 이 모두를 치료할 수 있는 성분들을 복합적으로 혼합해야 재발 없이 완치가 가능하다. 즉, 전립선만 공략하면 순간적으로는 염증 등이 해소되나, 주변 장기들의 기능 이상으로 결국 재발하고 치료가 어렵게 된다.

기타 비타민, 아연과 같은 미네랄 성분들은 보조적 성격일 뿐이다. 결론적으로 전립선은 신장, 방광, 비장, 위장, 간장 등 복합적인 처방으로 치료가 가능하며 특히 치료 기간 동안에는 음주를 금하기 바란다.

prostate...
03

전립선 이상에 도움을 주는 파워샘

신장이 약한 사람, 소변보는 횟수가 잦고, 소변이 찔끔찔끔 나오고, 하복부가 당기듯이 아프고, 허리가 시리듯 쑤시고 다리에 힘이 없는 사람에게 파워샘 K-파워 추출물은 효과가 탁월하다.

신장의 기능이 약하면 전립선에 동시에 문제가 생긴다. 신장은 예로부터 몸의 근원이라 하였기에 신장을 강하게 하여 건강한 몸을 만들면 사람의 내분비를 조정할 수 있고 활력이 생기고 성 면역력이 생기게 된다. 약해지고 손상된 신장 기관의 기능이 되살아나며 기능이 평행되고 충만해진다. 따라서 신장의 약기가 거의 없어 조루가 있거나, 성욕이 없고 생식기가 작고 신장의 기능이 약하고 허리가 아프고 다리에 힘이 없는 증상을 고칠 수 있다.

파워샘 K-파워 추출물은 자연에서 자생하는 천연의 식물 재료들을 과학적으로 배합하여 6시간 이상 추출하고 농축하여 건조한 다음 과립 상태의 분말로 만든 원료다.

주성분은 산수유, 숙지황, 백봉령, 산약, 황기, 계피, 오미자 등 25가지 재료들로 구성된다. 신장을 보호해 주고 따뜻하게 해 주며 신장의 양기를 강하게 해 주고 기의 흐름이 막혀 뭉쳐있던 것을 원활하게 해 준다.

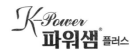

멋있는 중년, 깔끔한 노년, 이보다 더 당당할 순 없다
전립선, 힘차야 남자다!

남성의 고질병 전립선 질환,
적절한 치료법만 알면
반드시 완치될 수 있다!

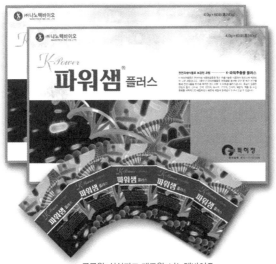

공급원: 상상파크 제조원: 나노텍바이오
4.0g×60포(총240g) / 과립형

특허: 제10-1716956호
전립선 염증 및 비대증의 완화 및
치료용 생약 혼합 조성물 및 그 제조방법

특허청

문의 1577-7217

www.sspark24.co.kr

섭취법 : · 1일 2~3회 한 포씩 식사 전 또는 식사 후에 충분한 물과 함께 섭취합니다.

· 섭취 시 음주는 반드시 금해야 하고 가능하면 스트레스를 피하는 것이 좋습니다.

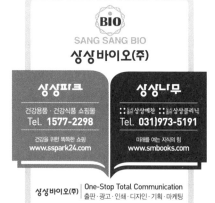